Kristine Schneider · Jorgos Canacakis

Heilsamer Umgang mit Schwingungen

*Gongklänge:
Neue Wege zum Selbst
und zur Lebendigkeit*

Walter Verlag
Zürich und Düsseldorf

Die Deutsche Bibliothek – CIP-Einheitsaufnahme

Schneider, Kristine
Heilsamer Umgang mit Schwingungen :
Gongklänge: Neue Wege zum Selbst und
zur Lebendigkeit/Kristine Schneider ; Jorgos Canacakis. –
Zürich ; Düsseldorf : Walter, 1996
ISBN 3-530-30014-4
NE: Canacakis, Jorgos

Alle Rechte vorbehalten
© 1996 Walter Verlag, Zürich und Düsseldorf
Satz: Utesch Satztechnik GmbH, Hamburg
Druck und Einband: Clausen & Bosse, Leck
Printed in Germany
ISBN 3-530-30014-4

Inhalt

Vorklang von Marianne Krüll 9
Einschwingungen 13

Kapitel I
Gong, Schwingung, Klang

Der Gong stellt sich vor 27

Gongphänomene 30
Der Gong fordert den Menschen heraus 30 – Den Klang erwarten 30 – Der Gong in Aktion 31 – Gonghörer sprechen sich aus 32 – Wie wir die Hörer erleben 33

Kapitel II
Theoretische Konzepte

Die Natur des Gongs verlangt nach einem neuen Bezugsrahmen 37
Mensch und Natur als Schwingungsphänomene 39 – Begeben wir uns auf den Erkenntnisweg 46 – Auf der Suche nach Identität 48

Schwingend heraus aus der Entfremdung 50
Verlust von Lebendigkeit und Sinn 50 – Ausdruckshemmung und Kontaktunterbrechung 52 – Wiedergewinnen von Lebendigkeit 53

Das Transsonanz-Modell 54
Einstimmung zur Transsonanz 54 – Aufbau des Transsonanz-Modells 55 – Wirkungsweisen 59 –

Verschmelzung, Kontakt, Begegnung – Stufen der
Transsonanz 61 – Techniken, Spielpraxis, Interventionen 63

Die Säulen des Transsonanz-Modells 67
Die Begleitung 67 – Die Inszenierung 76 – Die
Schutzregeln 80 – Die Rituale 82 – Die kreativen Medien 85

Kapitel III
Innovativer Einsatz des Gongs

Bühne frei für die Begegnung mit dem Gong 95
Inszenierung im Raum 96 – Inszenierung in der Natur 97

Natursymbolik 101

Verlebendigte Mythen 103
Dionysos-Mythos, um das Verbotene einzubeziehen 105 –
Kyparissos-Mythos, um das Verkrümmte aufzurichten 106 –
Dodona-Orakel, um das Geheimnisvolle in sich zu
enträtseln 108 – Ikaros-Mythos, um sich mit Ansprüchen
auseinanderzusetzen 110

Kapitel IV
Beispiele aus der Gongwerkstatt

Produkte aus der Schreibwerkstatt 117
Poesie 117 – Der Transsonanz-Kreis 128 –
Gongerfahrungen 140 – Gongexperimete 141 –
Feuergong 142 – Gongmeditation im Liegen 143

Inszenierungen 144
Aufrichten des Verkrümmten 144 – Alte Wunden
ausheilen 155

Einzelarbeiten 162
Selbstvertrauen stärken 162 – Unabgeschlossenes klären 166

Äußerungen von Teilnehmern 168

Kapitel V
Zur Praxis der Gongarbeit

Bezogenheit – eine zentrale Größe 179

Zentrierungen der Gongarbeit 181

Verwendung des Gongs für die eigene Entwicklung . . . 188

Kapitel VI
Übungsteil

Bemerkungen zu den Übungen 195

Zehn Transsonanz-Übungen 198
Einstimmungsmeditation 198 – Hören und Horchen 200 –
Öffnen und Schließen 202 – Erdgongübung 205 –
Schwingungsaktivierung 207 – Gongsingen 209 –
Resonanzübung 211 – Polares Schwingungsfeld 214 –
Gongstille 217 – Abrundungsmeditation 219

Anleitung zur Reflexion der Transsonanz-Übungen . . . 221

Literaturempfehlungen 223
Praktische Informationen 225

Vorklang

Es ist schon erstaunlich, daß dieses herrliche, vielseitige, die tiefsten Schichten unserer Seele anrührende Instrument – der Gong – bislang nur sehr wenig therapeutisch genutzt wird. Was Kristine Schneider und Jorgos Canacakis über die Anwendung des Gongs in ihrer therapeutischen Arbeit berichten, wird daher für viele überraschend und neu sein. Leider – so betonen sie selbst mehrfach – müssen sie im Buch die Schriftsprache verwenden, die natürlich überhaupt nicht die Sinnlichkeit des Gongerlebnisses ersetzen kann. Und dennoch, ihre ungemein klangvolle, bildreiche einfühlsame Sprache – ich vermute, sie ist durch den Gong ins Schwingen gebracht worden! – ist hervorragend geeignet, die Vorstellungskraft von uns Leserinnen und Lesern so weit anzuregen, daß wir eintauchen in das beschriebene Geschehen und wie in einer Trancereise – die von den Autoren im übrigen auch vielfach als Einstimmung auf die Gongerlebnisse eingesetzt wird – hineingleiten in die Begegnung mit uns selbst, mit anderen Menschen, mit der Natur, mit dem Allumfassenden.

Dabei erscheint mir sehr bedeutsam, daß Kristine Schneider und Jorgos Canacakis den Gong nicht einsetzen, um Menschen in Ekstase, in Rauschzustände zu versetzen, wie so viele andere es tun. So lernte auch ich vor Jahren den Gong kennen und ließ mich von den schwellenden Klängen einfach davontragen und überwältigen. Es war eine tolle Erfahrung, aber sie hat nicht ähnlich gewirkt wie die Gongerlebnisse, die Kristine und Jorgos den Teilnehmerinnen und Teilnehmern ihrer Seminare behutsam und wohldosiert bereiten.

Denn die große heilende Kraft der Gongklänge kann sich nur dann entfalten, wenn ein Setting, ein Szenarium, vorbereitet ist, in dem sich die Beteiligten sowohl ihrem Innenleben als auch ihrem Umfeld zuwenden können. In ihren Gongseminaren gibt es lange Vorbereitungen, ehe zum erstenmal der Gong selbst angeschlagen wird. Die Teilnehmerinnen und Teilnehmer werden auf vielerlei Weise innerlich eingestimmt auf diese Begegnung, um sich dann erst von ihm begleiten zu lassen.

Die hier im Buch beschriebenen Gruppenseminare fanden unter optimal anregenden Bedingungen statt, auf einer traumhaft schönen, noch sehr unberührten Insel in der Ägäis, Ikaria, auf der Kristine und Jorgos Kraftorte von außerordentlicher Schönheit ausfindig gemacht haben. In einer Bucht am Meer, in einem verborgenen Felsental, unter herrlich gewachsenen Zypressen leiteten sie Rituale an, die vom Gong begleitet wurden. Griechische Mythen lieferten Bilder und Metaphern, die von den Teilnehmern für ihre jeweiligen persönlichen Bedürfnisse umgeformt werden konnten.

Therapie geschieht nicht durch Pathologisierung, sondern durch das Wecken der Ressourcen, die in jedem Menschen vorhanden sind. Dieser Vorgang ist wie eine «Expedition» in äußere und innere Landschaften, die lediglich eine gute Begleitung von Leiterin und Leiter braucht, die das Szenarium auswählen, den schützenden Rahmen anbieten und die Rituale anleiten, um den Gong gezielt einzusetzen – die dann aber dem Geschehen seinen Lauf lassen im Rhythmus und in der Schwingung aller Beteiligten, und das sind die Menschen, die Tiere, die Bäume, die Felsen, das Wasser, der Wind, die Sonne, die Sterne...

«Transsonanz» ist das Wort, das dieses ganzheitliche Geschehen beschreibt. Sie ist überall – nicht nur auf Ikaria – zu finden und zur Heilung einzusetzen. Denn wir Menschen sind schwingende Wesen, die harmonisch mit den sie umgebenden Schwingungen anderer Wesen in Einklang kommen können. Der Gong ist ein Medium, das in uns verschlossene Türen, Versteinerungen und Blockierungen lösen kann. Verstummtes und Vermiedenes wird spürbar, kann mitschwingen, zum Ausdruck und zur Versöhnung gebracht werden. Wir werden wach für die uns umgebende Welt, die mit uns schwingt. Schöpferische Kräfte erschließen sich uns.

Doch immer sprechen die beiden Autoren die Warnung aus, sich selbst und andere Menschen nicht ungeschützt der Macht des Gongs auszusetzen. Eine sichere Erdung durch eine Meditation oder Körperübung, um sich nicht von den Klängen überwältigen zu lassen oder «abzuheben», wird dringend angeraten.

Der Gong kann durch andere Medien – Sprache, körperliche Erfahrungen, kreatives Tun – ergänzt werden. Wunderschön ist es, die eigene Stimme im Dialog mit ihm erklingen zu lassen. Die zehn Übungen sind so anregend, daß man sie am liebsten gleich ausprobieren möchte. Und wer sich einen Gong beschaffen kann, sollte nicht damit warten. Es ist ein Instrument, das sehr leicht erlernbar ist und das keine Virtuosität erfordert, um eine unendliche Fülle von Klängen zu erzeugen.

Bei fernöstlichen Völkern ist der Gong ein heiliges Instrument zur Anrufung der Geister. Auch wir können mit ihm die «Geister» rufen. Lassen wir die guten Lebensgeister kommen, die uns unsere Energie und Lebendigkeit zurückgeben. Lassen wir uns von den einfachen, natürlichen, heilsamen Klängen des Gongs wie in einen tönenden Mantel einhüllen, mit dem wir uns gegen die schrillen, hektischen Geräuschüberflutungen des täglichen Lebens abschirmen. Lassen wir uns vom Gong mit seinem Ausklingen zur Stille führen.

Ich wünsche diesem Buch viele Leserinnen und Leser, die sich von diesem wunderbaren Instrument einladen und von ihm führen lassen – wohin immer sie gelangen möchten.

Marianne Krüll

Einschwingungen

Da stehen wir, du und der Gong

Stell dir vor, du stehst zusammen mit uns vor einem großen Gong und wir würden ihn mit dem Schlegel so stark anschlagen, daß es eine starke, rauschende, reiche Klangexplosion gibt, weil wir beabsichtigen, dich, koste es, was es wolle, zu beeindrucken. Wir wollen durch unsere hochtrabenden Worte den Gong zum großen Magier, der mächtig, reich an Klangfarbe und mitreißend ist, machen. Wenn du, liebe Leserin und lieber Leser, an diese seine Stärke glaubst, wird er dich verändern und sogar deine Probleme auflösen. Wie reagierst du darauf? Ziehst du dich bei diesem ersten Eindruck vor Schreck zusammen, oder machst du große Augen und lange Ohren, die fasziniert lauschen, und verlangst nach mehr? Jedenfalls bist du, nehmen wir an, überflutet von chaotischen Empfindungen, bist erfaßt oder erstarrt von der Macht der Schwingung und so weit berührt, daß du schwankst, ob du dich angezogen oder abgestoßen fühlen sollst.

Vorsicht vor Wunderklängen

Diese Szene spielt sich leider in unseren Tagen des öfteren ab, wenn man von anderen angehalten wird, den Gong kennenzulernen, oder selbst eine Gelegenheit bekommt, ihn anzuspielen. Nichts ist von unserem Verständnis einer wirklichen Begegnung mit dem Gong weiter entfernt. Wir wollen daher zunächst erklären, was der Gong für uns *nicht* ist, um der Gefahr zu entgehen, mißverstanden zu werden oder jemanden auf die falsche Fährte zu locken.

Der Gong ist kein Wunderinstrument.
Er ist kein Heiler an sich.
Er ist kein Rauschmittel und kein Einluller.
Er ist keine Einbahnstraße, die direkt in die Transzendenz führt.
Er nimmt uns nicht die Arbeit für unsere Veränderung ab.

Der Gong darf nicht für Bedürfnisse eingesetzt werden, die er nicht erfüllen wird. Wir wissen natürlich, daß dies unbewußt geschehen kann, wenn man unreflektiert mit ihm arbeitet. Den richtigen Umgang mit dem Gong zu finden ist daher einer der Hauptgründe, warum dieses Buch geschrieben wurde. Ziel ist es, den Gong zu rehabilitieren, d.h., ins rechte Klangbild zu rücken, indem wir aus unseren Erfahrungen und Forschungen die geeigneten Wege aufzeigen.

Hast du Erfahrungen mit dem Gong?

Wer mit einem Gong noch nichts zu tun hatte, wird vielleicht glauben, er sei geeignet für den Anfang eines Films, für den Beginn eines Essens oder für die Atmosphäre eines östlichen Tempels.

Wer jedoch mit dem Gong etwas vertrauter ist, wird unter Umständen sofort Erwartungen bezüglich seiner Wirkungen und Energien haben, etwa daß er Verspannungen auflöst, einen aufheitert, energetisiert und dies alles ohne eigenes Zutun. Wie leicht ist es, der Verführung zu erliegen und ins Mystische, ins Religiöse oder Magisch-Bewundernde zu gleiten. Gongklänge haben tatsächlich etwas Unwiderstehliches. Der Gong berührt, regt an, reißt mit, oder er beruhigt, glättet, birgt. Wer sich dem öffnet, gelangt in selten betretene innere Räume. Aber das Entscheidende bei der Sache ist: Wenn kaum jemand versteht, was in ihm geschieht, bleibt es beim Happening. So bleibt der Gong unerkannt in seiner Vielseitigkeit und Entwicklungsmöglichkeiten werden verschenkt.

Seine Wucht, seine Lautstärke, sein Reichtum an Klängen machen für die meisten Hörer seine Anziehung aus. All das bringt aber auch Nachteile, die Chaos, Überflutung, Sucht oder Ablehnung auslösen können. Uns interessierte daher viel mehr die *Qualität der Beziehung*, die Hörer zu ihm entwickeln, so daß sie auf den verschiedensten Ebenen berührt werden. Genau dies ist es, was den Gong zum Medium macht, zum Vermittler von transformativen leib-seelischen Prozessen, die sich als Verbundenheit mit und Durchlässigkeit für Schwingungen ausdrücken. Das nennen wir *Transsonanz*.

Der Gong wird gegenwärtig in vielen Bereichen der Musik, der Pädagogik und der Psychotherapie angewendet. Dennoch bewegen wir uns in einem Erfahrungsbereich, einer Terra incognita, in der noch wenig Wissen gesammelt ist. Viele der üblichen Anwendungen greifen zu kurz, gemessen an den Möglichkeiten, die Gongs bei intensiver Beschäftigung eröffnen. Es ist verwunderlich, daß der Gong mit seinen faszinierenden und verlebendigenden Eigenschaften noch auf seine volle Entdeckung wartet, zumal es sich um natürliche Klänge handelt, die man ohne weiteres erzeugen und erfahren kann, ohne Virtuose zu sein.

Unsere Entdeckung des Gongs

Unabhängig voneinander, aber im Austausch miteinander, begannen wir vor zwölf Jahren, Gongs zu verwenden. Das erste deutsche Gongsymposium 1987 gab uns den Anstoß, zusammenzuarbeiten und gemeinsam unserer Neugier nachzugehen, die mit jedem Gongseminar, das wir durchführten, zunahm. Mit unserem unterschiedlichen Hintergrund – Jorgos mit den Schwerpunkten Trauerforschung, Kreativität und Musik, Kristine mit den Schwerpunkten klinische und Familientherapie – trafen wir uns im Feld der Integrativen Gestalttherapie, die vorzügliche Grundlagen für den Umgang mit kreativen Medien bereitstellt. Und da wir einander mochten und uns gut verstanden, ergab es sich, daß wir uns entschlossen, gemeinsam innovative Formen für die Gongarbeit zu finden.

Uns war bald klargeworden, daß der Gong nicht das magische oder metaphysische Medium ist, dem man sich passiv hingibt oder das einen einlullt bis zur Bewußtlosigkeit, im Gegenteil. Wir suchten nach Wegen, wie wir die ihm innewohnende ursprüngliche Bedeutung hervortreten lassen konnten. Uns war klar, daß dies nicht ohne einen geeigneten Rahmen gehen würde. Wir mußten dem Gong zu einem ihm gemäßen Auftritt verhelfen, der ihm die volle Entfaltung abverlangt.

Was der Gong mit der Stradivari gemeinsam hat

Eine Geige des berühmten Geigenbauers Stradivari, die allein von einem Unerfahrenen in einem kleinen dumpfen Kellerraum gespielt wird, wird niemals so klingen, wie sie es verdient. Herausgeholt und vor einen würdigen Hintergrund gestellt, gespielt von einem sensiblen Geiger, der den Bogen fein zu führen versteht und aus jeder Saite und jeder Note einen beseelten Ton hervorbringt, wird sie die unterschiedlichsten Gefühle und Phantasien anregen, vorausgesetzt, sie befindet sich vor einem Auditorium, das bereit ist, Klänge in sich aufzunehmen. Jetzt erst erstrahlt sie in ihrem Glanz und ergreift die Herzen der Zuhörer.

Auch wir haben unser Instrument aus dem Keller nach oben geholt. Die wenigen Male, an denen es aus seinem Dunkel auftauchen durfte, wurde es zwar aufpoliert und war für eine kurze Zeit Attraktion. Aber es gelang dem Gong nicht, oben zu bleiben, und er sank wieder in die Vergessenheit zurück.

Je mehr wir seinen Klangreichtum und seine Wirkungen im Kontext zu verstehen lernten, um so mehr nahm unsere Überzeugung zu, er verdiente einen besseren Ort, eine andere Atmosphäre, eine völlig andere Bewertung als bisher. Die Geschichte unserer Versuche, diesen Ort zu finden und den Kontext zu gestalten, ist eine Geschichte von permanenter Sensibilisierung und zunehmender Aufmerksamkeit. Schließlich glaubten wir, genügend Mitteilenswertes herausgefiltert zu haben, um es in einem Buch weiterzugeben.

Der Gong als Star

Wir machen den Gong zum zentralen Element in einer Inszenierung. Er wird zum Star in verschiedenen bedeutungsvollen Rollen, die er spielend übernimmt. Das kann nicht jedes Instrument. Durch die Inszenierung erhalten wir den schützenden Rahmen für Mitschwingen und Verbundenheit. Je nach Art der unserem Star zugewiesenen Rolle erhalten wir die Möglichkeit, uns zu öffnen, Schwingungen aufzunehmen, uns durchdringen zu lassen, mitzuschwingen und in der Phantasie mit dem Gong in den Dialog zu kommen. Wir werden in leib-seelische Resonanzen hineingetragen, die verstummt oder unentwickelt waren. Das heißt, innere Räume öffnen sich, werden zugänglich und schwingungsfähig. Dies alles sind Merkmale von Lebendigkeit. Man erfährt sich, in sich und mit sich schwingend, als verlebendigter Mensch. Der empfundene Kontakt mit dem Gong ist das Tor für eine weitere Entdeckung: die *Transsonanz*.

Vom Gong, der ein Leben rettete

Wir finden schon in der griechischen Mythologie eine Geschichte über den Gong. Sie berichtet von Göttern, die sich gegenseitig den Rang streitig machten. Unter ihnen war Kronos, ein schlauer und harter Gott. Seinen Vater Uranos hatte er um den Thron betrogen, und er fürchtete Ähnliches von seinen Söhnen, die seine Frau Rea ihm gebar. Aus Furcht verschlang er sie und hielt sie in seinem Bauch gefangen. Rea hatte sein Tun allzu lange geduldet. Ihren jüngsten Sohn Zeus wollte sie retten. Gleich nach der Geburt brachte sie Kronos einen länglichen Stein, so groß wie ein Säugling, um den ein Tuch gewickelt war. Der gierige Gott hegte keinen Verdacht und verschlang den Stein anstelle des Kindes. Das Gotteskind blieb geschützt im Schoß der Nymphe Amaltis, die versteckt in einer Grotte des kretischen Idisberges lebte. Damit Kronos das Weinen des Kindes nicht hörte, bat Rea den ihr ergebenen Stamm der Kouriten, zu tanzen und zu lärmen. So erzeugten sie den lebensrettenden Klang durch das Schlagen von Speeren und Messern auf Schilde. Die großen Bronzeschilde glänzten in der Sonne und erzeugten einen Schutzschild aus Klang vor der Grotte. Reas Plan gelang. Unter den Schwingungen der gongähnlichen Schilde wuchs der Knabe in Sicherheit auf. Zeus war gerettet. Er vertrieb den grausamen Vater vom Thron und wurde sein Nachfolger. Die ergebenen Kouriten wurden von Zeus und Rea reichlich belohnt.

Die Bronzeschilde der damaligen Zeit unterscheiden sich in Form, Größe und Klang wahrscheinlich nicht wesentlich von den heutigen Gongs, mit denen wir die schützende Wirkung erzeugen.

Transsonanz – was ist das?

Transsonant sein heißt fähig sein zum Mitschwingen, das die meisten Menschen zu dem eindrucksvollen und heilsamen Erleben von Verbundenheit führt, mit den Mitmenschen ebenso wie mit der Umwelt. In dieser Verbundenheit fühlt man sich fließend, aufgehoben und getragen. Der Gong ist also als ein hervorragendes Medium zu sehen, welches uns Transsonanz erlebbar macht.

Unter Transsonanz verstehen wir die Gesamtheit leiblicher, seelischer und geistiger Schwingungen, die unter anderem durch Gongs ausgelöst werden. Zu dieser Gesamtheit des Schwingungserlebens zählt das innere Fließen eines Klanges im Körper, der uns mit seiner Schwingung neue Resonanzräume erschließt und uns in Kontakt mit unserer ursprünglichen Schwingungsfähigkeit bringt. Wir erleben Allverbundenheit im Klang, ein Mitschwingen mit anderen und der Welt. Wir empfinden uns als Teil eines tragenden schwingenden Ganzen.

Das Erlebnis des Fließens erfordert eine sorgfältige Vorbereitung der Sinne. Wir reinigen und stärken die Sinne durch Wahrnehmungsexperimente, durch leibliche Erfahrungen mit dem Gong und durch das Einbeziehen der Natur soweit, bis wir sicher sind, bei Sinnen zu sein, Boden unter den Füßen zu haben und uns auf uns selbst verlassen zu können. In einem solchen selbstregulierten Gleichgewicht kann die Begegnung mit dem Gong gelingen.

Nun ging es darum, die Vermittlung solcher Vorgänge zu strukturieren. Wir entwickelten ein Konzept der Begleitung. Durch die Stärkung von Selbstverantwortung und Selbständigkeit und mit den schon erwähnten Elementen wie Inszenierung und Transsonanz können Phänomene wie Übertragung, Projektionen und Gruppendynamik in produktive Bahnen gelenkt werden, so daß partnerschaftliche Beziehungsmuster im Vordergrund stehen. Unsere volle Aufmerksamkeit gilt dem reifen Erleben. Da wir weder die Elternrolle noch die Rolle des Magiers zu übernehmen bereit sind, finden Wünsche nach Selbständigkeit, Kooperation und Selbstverantwortung unsere Unterstützung, während Bedürftigkeit und Hilflosigkeit auf neue Weise aufgefangen werden. Um solchen Bedürfnissen zu begegnen, haben wir Lösungen, die den einzelnen selbständig lassen in bezug auf die Gruppenleiter:

- die Mutter Erde für das Getragen-Sein,
- den Gong für das Genährtwerden
- und die Gruppe als Solidargemeinschaft.

Wir als Begleiter machen aufmerksam auf das, was ist. Wir halten die Teilnehmer an, bei Sinnen zu bleiben und die eigenen Grenzen zu wahren. Wir bestärken auf jede erdenkliche Weise die Selbstbestimmtheit des einzelnen.

Aus unseren Erfahrungen in der Begleitung von Menschen, die mit sich selbst in Kontakt kommen wollen, ist dieses Buch entstanden. Ähnlich wie in unseren Gonggruppen möchten wir im folgenden dazu anleiten, die eigene Transsonanz zu fördern, die uns zu einem schwingungs- und resonanzfähigen Menschen macht, der wie ein Seismograph alles Wesentliche, was ihn umgibt, wahrnimmt und sich in seiner Eigenschwingung sicher getragen fühlt. Wir hoffen, es wird dazu beitragen, das Verlebendigende der Schwingung wiederzuentdecken.

Leider können wir uns hier nur mit Worten,
nicht mit Gongklängen bedanken

Wir widmen das Buch allen, die uns bei der Entwicklung unseres Ansatzes geholfen haben. Unser Dank gilt den Teilnehmern unserer Workshops und Seminare, welche uns Feedback gaben und uns Aufzeichnungen und Produkte überließen; den Kollegen von der Integrativen Therapie, die unsere Liebe zum Gong teilen; der Firma Paiste, die uns großzügig ihre herrlichen Gongs zur Verfügung stellt; den Gongschmieden, von denen die Instrumente meisterlich geschaffen wurden; unseren Klienten für ihre Bereitschaft, am Gong Erfahrungen zu machen; unseren Familien, die uns vermißt haben, wenn wir hinter dem Schreibtisch verschwanden. Der Insel Ikaria mitten in der Ägäis, dem Ort vieler sinnlicher Erfahrungen, gilt unsere Bewunderung für ihre wilde Schönheit und unser Dank für die Gastfreundschaft ihrer Bewohner.

Zum Auftakt für deine Einschwingung auf das Buch: Probiere uns als Begleiter aus

Wir wollen dich in diesem Buch begleiten auf die gleiche Art, wie wir die Menschen in der Gongarbeit begleiten, ihnen Richtungen und Möglichkeiten weiterzugehen zeigen und sie zum Fortsetzen ihres Weges ermuntern, wenn sie stehenbleiben. Die Sinnlichkeit der Gongerlebnisse selbst können wir natürlich nicht ersetzen. Dafür vertrauen wir auf deine Vorstellungskraft und deine Neugier, daß alles, worüber wir berichten, vor deinem inneren Auge und Ohr genügend plastisch wird. Schön wäre es, wenn du es mit jedem Kapitel leichter fändest, näher und tiefer in die Erlebnisformen einzudringen, die durch den Gong zugänglich werden.

Vielleicht kommt es dir manchmal vor, als ob wir neben dir stehen würden und der Gong dir gegenüber, während du uns zuhörst, wie wir dich aufmerksam machen auf das, was ist. An anderen Stellen merkst du vielleicht, wie du dir selbst vertrauter und verständlicher wirst. Dann wieder nimmst du teil an Erfahrungen, die Menschen mit uns gemacht haben, wie sie sich von uns unterstützt fühlten, im Wagnis des Sich-Einlassens ihre Grenzen zu wahren und zu sich selbst zu finden.

Für unsere gegenwärtige Situation muß jeder Lebensbereich als ein Feld kreativer Entwicklung betrachtet werden, anders wäre sie nicht zu ertragen. Wenn die Identität zunehmend entfremdenden Einflüssen ausgesetzt ist, dann darf uns das nicht unberührt lassen. Wie können der Schwingungsreichtum und die Lebendigkeit erhalten oder wiederentdeckt werden? Zu dieser komplexen Aufgabe werden wir durch ein wunderbares Instrument, den Gong, unseren Beitrag leisten. Wir stellen ihn in das Zentrum einer Inszenierung von Natur, Symbol, Ritual, Solidargemeinschaft und Begleitung, führen mit dem Medium Gong in die Transsonanz. Wir erwarten, daß die Wiederaneignung der verlorengegangenen Schwingungsfähigkeit gelingt.

Es wird einige Stellen geben, wo wir haltmachen und mit dir gemeinsam über wichtige Fragen nachdenken, denn wir wollen klar bleiben, auch wenn sich Schwierigkeiten vor uns auftürmen. Wir haben unser Bestes versucht, dieses faszinierende Medium so vorzustellen und zu vermitteln, daß du dich eingeladen fühlst, neue heilsame Wege auszuprobieren. Viel Freude macht uns die Vorstellung, daß du es nach der Lektüre des Buches für lohnend halten wirst, dem Gong irgendwann hautnah zu begegnen. Wir sind über die Jahre in unserer Überzeugung immer sicherer geworden, daß der Gong das weite Spektrum in sich trägt, das deine Neugier rechtfertigt.

Also nach diesen Einschwingungen Ohren auf, um den kommenden Klängen und Schwingungen nachzugehen.

Kapitel I

Gong, Schwingung, Klang

Der Gong stellt sich vor

Wie könnte es anders sein, als daß sich der Gong mit seinem Klang vorstellt. Er ist nicht nur so groß, sondern auch so tief wie seine Geschichte. Wenn wir in ihn hineinhorchen, vernehmen wir exotische Sprachen und sehen Regenbogenfarben aus entfernten Ländern und Zeiten. Es ergießen sich in unsere Phantasie Atmosphären von Tempeln mit ihren Gerüchen von Weihrauch, meditativen Gesängen und feierlichen Bewegungen von Menschen, die von einem Klang getragen sind in der Begegnung mit ihren Göttern. Er raunt uns zu von fremdartigen Lebensformen in tropischer Umgebung, wo aus dem Dunkel der Wälder rhythmische Gongklänge herüberschweben.

Der Klang des Gongs ist vielerorts auf der Welt in unterschiedlicher Form zu hören, von der kleinen Schale, die, vom Hölzchen angeschlagen, singend hell klingt, bis zum übergroßen Tempelgong mit seinen tiefen, langanhaltenden Klängen. Der Gong gibt den Rhythmus zum Kämpfen und zum Töten, zur Ankündigung der freudigen Lebenshöhepunkte wie Geburt und Hochzeit. Die Menschen folgen seiner Aufforderung zu ekstatischen Tänzen.

In unseren Breiten erblicken wir ihn an einem ehrenvollen Platz als Erinnerungsstück, mitgebracht von Reisen in ferne Länder. Noch immer verheißt er Verzauberung. Aus der Fremde zu uns gekommen, ist er noch unvertraut mit uns, seinen neuen Gastgebern. Er scheint darauf zu warten, seinen Platz zu bekommen, als ob er seiner sicher sei, daß er überall seine Klänge vorbehaltlos verströmen kann.

Wir, die Autoren, sind ihm so nah begegnet, daß wir wie andere auch der Anziehung seiner Aura folgten. Fragend wurden wir auf neue Pfade gelockt, die uns zu unserem Erstaunen zu Wurzeln des abendländischen Kulturkreises führten. Diese Entdeckung machte uns den Gong vertrauter. Wir begannen, ihn von seiner Aura zu entkleiden, und wider Erwarten verlor er nicht, sondern gewann an Attraktivität. Wir erkannten, daß der Gong nicht durch die Legenden, sondern durch das, was er ist und was er der Phantasie offenläßt, seine Wirkung entfaltet. Seine Gegenwart hat uns viel nachhaltiger in seinen Bann gezogen und verzaubert, als es Legende und Phantasie je vermocht hätten.

Wir wurden aufmerksam auf seine anderen Klanggeschwister von unterschiedlicher Größe, Form, Material und Klangfarbe, welche die einen fasziniert und andere zusammenzucken läßt und sogar zum Weglaufen zwingt. Wer könnte ihm gegenüber gleichgültig bleiben? Uns fiel es leichter, die Faszination zu verstehen, weil wir die negative Reaktion nicht darauf zurückführen konnten, daß der Gong schlecht klingt und das Ohr beleidigt. Da mußte etwas anderes schiefgelaufen sein, über das wir noch mehr zu erfahren wünschten.

Wir haben uns herausfordern lassen, dem Gong näherzutreten; das scheint ihm Spaß zu machen, denn er freut sich besonders, wenn er von uns unterschiedlich berührt wird. Er will mit dem weichen oder harten Schlegel angeschlagen werden, mit der Hand gestreichelt, mit den Fingerspitzen angetippt, mit der flachen Hand oder mit der Faust getrommelt werden. Auch freut er sich auf besondere Bekanntschaft mit dem zärtlichen Geigenbogen oder einem kleinen Gummiball, der auf ihn geworfen oder über seine Oberfläche gezogen wird.

Auch findet er es nicht schlecht, wenn er angesprochen, angesungen und manchmal, wenn es sein muß, sogar angeschrien wird. Er bleibt niemandem eine Antwort schuldig. Seine Entgegnungen sind direkt, unmittelbar, aufregend, er gibt vielfältig, reichlich, ohne Vorbehalt zurück. Und wie gern läßt er es sich gefallen, wenn er eine singende Stimme begleiten darf und sich von ihr umworben und geschmückt fühlt. Er liebt Gesellschaft, mit seinen Klanggeschwistern gemeinsam zu schwingen macht ihm viel Spaß. Er freut sich über eine Einladung zum Tanz, was die Menschen an ihm schätzen, weil sie sich von ihm gut geführt und beschwingt fühlen.

Er versteht es ausgezeichnet, nach seiner majestätischen Entfaltung bescheiden auszuklingen, der Stille unmerklich den ganzen Raum zu überlassen und sie in ihrer tiefsten Bedeutung hervortreten zu lassen. Als Agitator entpuppt er sich, wenn alles öde, langweilig oder stockend wird. Mit seinem Klang lockert er, bringt wieder Bewegung und Lebendigkeit. Als Zeremonienmeister erreicht er seine höchste Klarheit, indem er den Beginn feierlich ankündigt und als erster das Wort ergreift oder wenn er würdig einen Abschluß setzt und damit das letzte Wort für sich in Anspruch nimmt.

Gongphänomene

Der Gong fordert den Menschen heraus

Durch seine vollkommene Rundung spricht der Gong uns in unserem Verlangen nach etwas Ganzem und Ausgewogenem an. Das Strahlende seines Glanzes erinnert uns an die Feuerkugel am Firmament. Die Sorgfalt der Schmiedung und der Bearbeitung seiner Oberfläche fordert von uns die gleiche Achtsamkeit im Umgang mit ihm, die seine Fertigung geleitet hat. Und wenn der Blick auf seinen Kern fällt, sehen wir Bilder von Zentriertheit, von Aus-der-Mitte-Kommen und von einer ursprünglichen, in sich ruhenden Kraft.

Den Klang erwarten

Nehmen wir uns die Zeit, uns ein wenig vorzubereiten. Wir wollen nichts überstürzen, sondern uns auf die Begegnung mit dem Gong einstellen. Dazu brauchen wir den richtigen Abstand, genügend Zeit und Ruhe. Mit beiden Füßen fest auf dem Boden stehend, atmen wir aus in den Boden hinein, spüren unser Körpergewicht, sonst könnte der Klang uns umwerfen. Trotzdem bleiben wir elastisch wie ein Schilfrohr, das sich im Wind wiegt. Wenn der Gong gleich erklingt, was für einen Klang stellst du dir vor? Bist du bereit mitzugehen?

Unterdessen möchten wir dich auf die Tatsache aufmerksam machen, daß der Gong auch unberührt, allein durch die freie Aufhängung und die ihm eigene Spannung, immer in Schwingung ist. Er reagiert auf die kleinsten Geräusche im Raum. Doch diese feinen Schwingungen können wir nur mit Hilfe von verstärkenden Sensoren wahrnehmen. Unser Gehör ist nicht so gut ausgebildet, wie wir es von einigen Tierarten kennen. Wahrscheinlich würden ein Hund oder ein Delphin diese Schwingungen noch vernehmen.

Wir sind damit einverstanden, wenn du dich nun ungeduldig oder neugierig oder scheu erlebst, wenn du dir noch etwas Zeit läßt zum Erinnern, woher du den Gong kennst. Vielleicht aus Filmen, aus dem Ausland, wenn du weit gereist bist, aus Beschreibungen, aus Konzerten oder aus Büchern. Mach dir klar, diese Vorgeschichte wird deine gegenwärtigen Erwartungen und Wünsche mitbestimmen.

Der Gong in Aktion

Der Klang, den der Gong abstrahlen wird, wird dich vielleicht an eine Tatsache erinnern, die du vergessen hast: Auch du bist wie der Gong ein schwingendes Wesen.

Wenn wir in die Aktion übergehen, stellt sich die anfänglich optische Stärke des Gongs sehr schnell als die Vorankündigung seines Anspruchs auf den Hauptplatz unserer Aufmerksamkeit heraus. Er fordert ohne Umschweife diesen Platz für sich, und er wird ihm auch gerne von den Hörern eingeräumt. Im Augenblick des Anschlags erreicht der Gong seinen Höhepunkt an Bedeutung und Absorption. In diesem Moment erleben wir, wie er dem Gehörsinn, unserem im Mutterleib am frühesten entwickelten Sinnesorgan, seinen Platz in einer optisch beherrschten Welt zurückerobert. Doch weit darüber hinaus! Er zieht unwiderstehlich den ganzen Menschen in seinen Bann. Er versteht es, nicht nur das Ohr, sondern den Gesamtorganismus in allen seinen Bereichen, auch jenseits von Sprache und Bewußtheit, zu durchdringen. Dabei läßt er sich gern einbinden in die Absichten des Spielers und in die Offenheit seiner Hörer.

Gonghörer sprechen sich aus

Wir haben die Stellungnahmen von Hörern über ihre Erfahrungen mit dem Gong gesammelt. Die einen finden den Klang herrlich, andere sagen, sie waren überflutet oder hatten andere Probleme. Ein Hörer berichtete uns von einem Gongkonzert, in dem er sich von der Wucht der Klänge erschlagen fühlte, was ihn mit uns daran hinderte, unvoreingenommen zu hören. Dann gibt es Menschen, die sagen: «Komisch, ich habe nichts gefühlt, es bedeutet mir nichts.» Sie merken nicht, wie verschlossen ihre Sinne sind. An positiven Reaktionen wurden uns folgende Beispiele mitgeteilt:

– angenehmes Körperempfinden auf der Haut und im Rumpf
– Vibration und Lösung von Muskelverspannung
– Empfindung von Undurchlässigkeit und nachfolgender Resonanz in verschiedenen Körperregionen
– Ergriffenheit und tiefes Berührt-Sein
– Hingebung und Eintauchen in die Schwingung
– Licht und Farbenpracht vor dem geistigen Auge
– innere Stille, ein Gefühl der Zeitlosigkeit und unendliche Ruhe
– vertrauensvolles Getragen-Sein und Geborgenheit
– Energie, Kraft und Macht

- Verbundenheit zwischen Außen- und Innenwelt
- Nachschwingen des Körpers auch nach dem Ausklingen des Gongs
- die Empfindung, umfangen und ummantelt zu sein, aber auch:
- Verwirrung, Durcheinander, in Chaos gestürzt sein.

Wir sehen bereits hier, daß der Gong nicht gedankenlos eingesetzt werden darf, wenn er so differenzierte und vielseitige Wirkungen hervorruft.

Wie wir die Hörer erleben

Die Erfahrungen, von denen uns berichtet wird, sind so unendlich vielfältig und persönlich, daß wir sie unmöglich alle wiedergeben können. Es ist immer wieder von neuem interessant zu erleben, wie Menschen auf den Gong zugehen.

Das Gemeinsame an den berichteten Reaktionen ist das Erstaunen, die Faszination, die Begeisterung, das Vereinnahmtsein bis zur Entgrenzung, die Geborgenheit und die Überwältigung. Für solche Erfahrungen finden die Hörer, wenn man sie dazu einlädt, eindrucksvolle Umschreibungen und Vergleiche wie Sonne, Umarmung, Umhüllung, Feuer, Geburt, Orgasmus, Fluß, Ozean, Paradies, Schoß, Macht, Kampf, Chaos, Mondnacht und vieles mehr.

Die Menschen entdecken, was den Gong zu einem besonderen Instrument macht. Es wird ihnen klar, wie stark der Gong an den Körper appelliert, wie er uns darauf aufmerksam macht, wo wir durchlässig und wo wir undurchlässig sind. Geschätzt wird am Gong, daß man sich beschenken lassen kann. Schwingungsfähigkeit ist nicht unserem Willen zugänglich. Wir sind auf den Gong angewiesen, der an die verfestigten Stellen rührt, bis sie sich öffnen. Er ist ein wahrer Seismograph für unseren Körper und ein Spiegel unserer Stimmung.

Wir haben beobachtet, wie der Klangraum und die folgende Stille, die Phantasie und die freien Einfälle so stark anregen, daß die Hörenden dies als eine fließende und spontane Produktion erleben. Alle Empfindungen und Gefühle sind möglich, beginnend mit der schlichten Entspannung bis zur fast zerreißenden Polarität.

Hingerissen sind die meisten Hörer von dem Gong als einer Quelle der Lebendigkeit, die sie «anzapfen» können. Warum? Wahrscheinlich weckt der Gong unsere eigene Schwingung, weil er uns an unseren Schwingungskern und unsere angeborene Schwingungsfähigkeit erinnert. Der Kern in uns, unsere Mitte, wartet darauf, angesprochen zu werden, auch wenn sie jahrelang stumm und verschüttet war. Und der Gong versteht es so meisterlich wie kein anderes Instrument, die Wege und Umwege zu diesem Kern zu ertasten.

Kapitel II

Theoretische Konzepte

Nachdem wir das Besondere des Gongs kennengelernt haben, wenden wir uns nun dem theoretischen Hintergrund der Gongarbeit zu.

Dieses Kapitel versucht, einige wichtige Fragen zu beantworten, und untersucht die Beziehung zwischen dem Menschlichen, der Natur und der Schwingung. Es wird auch die Rede davon sein, bei welchen Anliegen uns der Gong von Nutzen sein kann und wie wir erkennen, worauf es ankommt.

Die Natur des Gongs verlangt nach einem neuen Bezugsrahmen

Am Beginn unserer Arbeit mit dem Gong haben wir uns gedacht, es handele sich um ein Musikinstrument wie andere auch. Wir wurden jedoch bald eines Besseren belehrt. Denn Gongklänge haben eine Reichweite und eine Tiefe, die einerseits von der vibrierenden Durchdringung des Körpers bis zum kosmischen Einklang reichen, andererseits ist ihr Symbolgehalt derart stark, daß wir mit unseren gewohnten Begriffen ihre Vieldimensionalität nicht erfaßten. Was blieb uns anderes übrig, als neue Konzepte zu entwickeln, die uns die gewünschte Ordnung für unsere Beobachtung, unser Erleben und unser Handeln zur Verfügung stellten.

Die Fortsetzung unserer stockenden Überlegungen wurde uns erleichtert durch unsere unvermutete Entdeckung des «europäischen Gongs». Bis dahin gingen wir von der Annahme aus, die Wurzeln des Gongs lägen im fernen Osten. Unsere Entdeckung verwies uns jedoch auf das antike Griechenland. Schon im 3. Jahrtausend v. Chr. wurden im nordgriechischen Dodona, das mit dem berühmten Orakel von Delphi konkurrierte, Gongs in einem heiligen Hain verwendet. Sie wurden für Heilungsrituale in Anspruch genommen.

Wir setzten nun unsere Überlegung fort und fingen an, uns mit den Voraussetzungen zu befassen, die das Fundament unserer Gedankengänge bilden sollten. Wir waren überzeugt, daß es sich lohnt, dieses faszinierende Instrument von seiner magischen Staubschicht zu befreien und für unsere Absichten verfügbar zu machen, und wurden nicht enttäuscht.

Jetzt wollen wir den Gong in einen klärenden theoretischen Bezugrahmen setzen, der uns die ihm innewohnenden Wirkstrukturen für Verlebendigung, Schwingungsfähigkeit und Verbundenheit verdeutlicht, damit wir seine Wirkungen und seinen Wert wirklich verstehen.

Viele Philosophen, Religionslehrer, Pädagogen, Soziologen und Psychologen haben sich Gedanken gemacht, was geschehen müßte, um den Menschen in seiner Entwicklung zu fördern, ihn aus seiner Ausweglosigkeit herauszubringen oder ihn erst gar nicht hineingeraten zu lassen. Vieles war brauchbar, anderes hat sich nicht bewährt; es ist immer schwierig, gute Gedanken ins Praktische zu übersetzen. Erst die letzten hundert Jahre haben uns mit einem umfangreichen verbalen psychotherapeutischen Wissen versorgt, mit dem Menschen in seelischer Not geholfen werden kann. Nonverbale Mittel für therapeutische Zwecke einzusetzen ist eine Idee, die noch sehr jung ist. In den letzten Jahrzehnten haben die Therapieschulen sich systematisch mit kreativen Medien auseinandergesetzt, um Menschen auf der Suche nach Lebendigkeit praktische Unterstützung anzubieten.

Bei dieser Suche betrachten wir uns als Mitwirkende, immer mit dem Blick auf das Konkrete und Praktische. Der Gong wird zu einem mächtigen Alliierten, wenn er unter geeigneten Bedingungen zum Einsatz kommt und die vielen Bezüge, die zwischen Gong und Mensch zu entfalten sind, bedacht werden.

In den kommenden Abschnitten werden wir Grundlagen benennen, die erklären, warum der Gong unser Verbündeter bei unseren Bemühungen sein soll und welche Ziele man mit ihm verfolgen kann. Wenn wir uns den Gong, die Natur und den Menschen als Mitspieler im Lebensprozeß vorstellen, ist es wichtig zu verstehen, was die eine Seite für die andere tun oder von ihr nehmen kann, mit anderen Worten, welche Bezogenheit sie aufeinander haben, wenn sich eine heilende Wirkung ergeben soll.

Mensch und Natur als Schwingungsphänomene

Wer kennt nicht die Erfahrung, daß es in der Theorie langweilig und trocken zugeht. Bei einer üblichen Darstellung müssen wir zu Recht befürchten, der Leser werde diesen Teil überschlagen. Warum soll Theorie nicht etwas Entspannendes haben? Uns ist eine Lösung eingefallen. Wir haben die wichtigsten Gedanken in eine Geschichte eingeflochten. Laß dich, liebe Leserin und lieber Leser, von einem imaginären weichen Gongklang in das Reich der Phantasie locken.

Die Geschichte vom Sucher

Ein junger Mann, musikalisch begabt, erlernte viele Instrumente und erfreute seine Hörer mit seinem Spiel. Er spielte auf Marktplätzen und konnte von den Münzen, die ihm in den aufgestellten Hut geworfen wurden, recht gut leben. Er bemerkte, wie er die Menschen mit seiner Musik verzauberte und wie sie sich durch die Schwingungen seiner Instrumente in ihrer Phantasie davontragen ließen. Ihn selbst belebten die Schwingungen, die von den Instrumenten auf ihn zurückkamen. Eines Tages erwarb er von einem fliegenden Händler einen mittelgroßen Gong. Im Nu wußte er ihn zu spielen, aber seltsam, was mit ihm geschah. Manchmal war er äußerst erfrischt und wach, manchmal versank er in fremde Welten, einmal fühlte er sich davongetragen, dann wieder umhüllt und geborgen. Seinen Hörern schien es ähnlich zu gehen wie ihm. Aber es fiel ihnen schwer, miteinander darüber zu sprechen. Irgendwie schienen ihre Worte nicht ausreichend. Dann schwieg er lieber und dachte über das nach, worauf er keine Antwort fand. Er wurde zum Suchenden, angefüllt mit Fragen und ohne Antworten. Da hörte er von einem Weisen in den Bergen. Er sollte, wie man ihm berichtete, vieles über Träume, Musik und Natur wissen. Also machte er sich auf den Weg, fand bald den Pfad, der ihn in die Berge führte, und traf den Weisen gegen Abend. Der Weise sprach ihn freundlich an: «Laß uns zusammensitzen. Du hast gewiß viele Fragen mitgebracht.» Diese Hellsicht überraschte den Wanderer, und wenn er Zweifel gehabt hatte, so glaubte er in diesem Augenblick, an der richtigen Stelle angelangt zu sein. Sie setzten sich unter einen ausladenden Baum, die Dämmerung brach schon herein. Ungeniert begann er mit seinen Fragen. «Wie kommt es, daß mich der Gong so tief ergreift, viel tiefer als all die Instrumente, die ich sonst spiele? Wie kann es geschehen, daß ich mich in der Schwingung verliere, nicht mehr weiß, wo ich bin, mich aber dabei unendlich wohl fühle, daß es ewig dauern könnte? Ich möchte das verstehen und brauche deinen Rat.»

Der Weise antwortete weich und ruhig erklärend. Er erzählte mit seiner tragenden Stimme von dem Wissen, das sich im Laufe der Menschheitsgeschichte und in seinem langen Leben angesammelt hatte. «Weißt du, Schwingung ist etwas Universales. Das Schwingungsprinzip bringt den Menschen und das Universum in Zusammenhang, dabei ist die Musik und insbesondere der Gong das Verbindende. Schon die Weisen des Altertums suchten Antworten auf diese Fragen zu geben. Pythagoras sprach vom Sphärenklang des Universums und Heraklit vom ununterbrochenen Fluß der Dinge. Aber wir wollen uns mit den alten Zeiten nicht aufhalten. Gehen wir gleich zu den Wissenschaftlern unserer Zeit über. Sie beschäftigen sich mit der Kosmologie und mit Fragen nach der Bedeutung der Schwingung im Universum.

Moderne Wissenschaftler meinen, daß im Universum am Anfang eine Konstellation von Materie und Antimaterie vorhanden war, die in Bewegung übergegangen ist. Diesen Beginn stellen sie sich als einen Urknall vor. Bleiben wir mal bei dieser Vorstellung. Mit dem Urknall kamen unfaßbare Dimensionen bis dahin festgehaltener Energie in Fluß und gingen über in fortwährende Schwingung, in die Schwingung einer nie endenden Neugestaltung. Also beginnt alles damit, daß die im Urkern gesammelte Energie sich von ihrer Mitte her ausdehnt und sich mit der ihr innewohnenden Schwingung ins Leere nach allen Richtungen ergießt. Schwingung wäre demzufolge eine direkte Fortwirkung des

Urknalls. Und was liegt dann näher, als das Universum und unsere Welt als Ausdruck von Schwingungsphänomenen zu verstehen.»

Inzwischen war es Nacht geworden. Der Sucher erkannte im Dunkeln, wie der Weise mit der Rechten zum Himmel zeigte, aber er sagte nichts. Der Weise setzte seine Erzählung fort. «Die Menschen haben über die Zeiten zahllose Beobachtungen des Universums zusammengetragen und über die Entstehungsgeschichte nachgedacht. Die Astronomen haben die Gestirne in langen Nächten beobachtet, die Geologen haben unsere Erde untersucht, und in jüngster Zeit haben die Spezialisten der Raumfahrt viele Einzelheiten herausgefunden. Alles, was sich an Sichtbarem manifestiert, scheint ein Resultat von Schwingungen zu sein, die Planeten, unsere Erde, die Asteroiden, das Licht.»

Sie unterbrachen ihr Gespräch für längere Zeit und hörten dem Gesang der Grillen zu. Schließlich nahm der Besucher den Faden wieder auf. «Siehst du also die schwingende Ausdehnung als ein universelles Gesetz an? Erkläre mir bitte, was das mit dem Gong zu tun hat.»

«Gern will ich es versuchen», meinte der alte Weise. «Ist es nicht so, daß wir am Gong, wenn wir ihn anschlagen, einen Urknall im Kleinen erzeugen? Wir wiederholen etwas, was vor Urzeiten geschehen ist, etwas Evolutives. Versuche ruhig einmal, mit einem weit ausholenden Anschlag, die Schwingung der Weltschöpfung in deinem inneren Mikrokosmos nachzuahmen.» «Ach, ich verstehe jetzt besser», sagte der Sucher. «Unser Universum hat als Schwingung seinem Wesen nach etwas Evolutives und Schöpferisches, weil es fortwährend neue Formen annimmt. Das geschieht in der unermeßlichen Weite des Himmels und auf unserer Erde, wo ich es mir leichter vorstellen kann.»

Der Weise nickte zustimmend. «Ja», fuhr er fort, «es waltet ein schöpferisches Prinzip. Das Chaos und die Ordnung ringen miteinander. In diesem Ringen nimmt die Schwingung Gestalt an, verliert ihre Formen, um wieder neue Formen anzunehmen. Nach unendlichen Zeiten entstand unser Sonnensystem und der Planet, den wir bewohnen, die Meere, die Kontinente, die Gebirge, die Pflanzenwelt, die Tierwelt und der Mensch. Jedes findet seine Eigenschwingung, doch der Kosmos ist wie ein Atem, eine übergreifende pulsierende Schwingung. Und so können wir Menschen die makrokosmischen Schwingungen im Mikrokosmos unseres Inneren erahnen und mitspüren.»

«Gib mir etwas Zeit, um das zu verstehen», sagte der Sucher. Zweifelnd fragte er nach: «Aber was hat das mit mir, dem kleinen Menschen, zu tun?» Ein Lächeln huschte über das Gesicht des Weisen. «Spür in dich hinein. Wenn du fein genug wahrnehmen könntest, würdest du die Schwingung in dir mitbekommen, von der jede deiner Zellen im Kern belebt ist. Du bist aus Zellen zusammengesetzt, deren Schwingung auch dich formt. Wenn du mir zuhörst, so wie gerade jetzt, schwingst du mit mir, läßt dich anregen durch meine Gedanken, fühlst, empfindest. Dasselbe spüre auch ich mit dir, also schwingt etwas zwischen uns. Das ist etwas, was uns verbindet, oder möchtest du das bestreiten?»

«Nein, nein», beeilte sich der junge Sucher zu antworten, «warum auch, wenn ich es doch mit Haut und Knochen spüre.» «Sei versichert», sagte der Weise, «die Weltschwingung ermöglicht uns Allverbundenheit. Das ist die wichtigste Bedeutung, die ich herausgefunden habe. Du als einzelner kannst dich mit allem verbinden, mit dem, was in dir ist, und mit dem, was dich umgibt – mit anderen Menschen, mit der Natur, ja mit dem Universum. Öffne dich dafür! Es wird dir guttun, dich leiblich, seelisch und geistig als schwingendes Wesen zu erleben. Werde zum Resonanzboden, der jede auf ihn treffende Schwingung verstärkt, sie weitervermittelt, in Töne verwandelt. Überlasse dich vertrauensvoll den Schwingungen, spiele mit ihnen, laß dich von ihnen anstoßen, davontragen, oder, wenn es dir besser gefällt, setze ihnen etwas entgegen, gib sie weiter, verwandle sie. Hab keine Angst, der Gong hat mehr Weisheit als wir Menschen. Du kannst ihm vertrauen. Ich sehe dein Zögern. Du willst dich nicht ausliefern. Das verstehe ich. Man ist im Leben oft verloren, wenn man nicht auf sich achtet. Du bist nicht ohne Grund vorsichtig, wer einmal gefesselt war, fürchtet sich, eingefangen zu werden.»

«Genau», erwiderte der Sucher. «Ich wollte frei sein und konnte nicht weg, fühlte mich erstarrt und bewegungsunfähig.» Der Weise sprach weiter. «Wenn du dich gut vorbereitest, dich abgrenzt, auf eigenen Füßen stehen kannst und der Boden dich sicher trägt, so wie der Berg uns beiden einen Halt gibt, dann kannst du sicher sein, es wird etwas Heilsames geschehen, wenn du dich der Schwingung öffnest. Du wirst lernen, wie du dich nicht nur öffnen, sondern auch schließen kannst, daß du mitfließen und haltmachen kannst, ganz wie es dir angenehm ist.»

Der Sucher unterbrach ihn. «Und was ist, wenn in mir etwas zum Schwingen kommt, von dem ich es nicht will oder von dem ich nichts weiß? In vielem bin ich mir noch ein Geheimnis. Ich habe Angst, es könnte mich schmerzen.»

«Weißt du», fuhr der Weise fort, «ich habe lebenslang darum gerungen, vor dem gleichen Schmerz, der dich jetzt ängstigt, nicht in die Erstarrung zu flüchten. Das Leben ist ein ewiges Ringen, in Schwingung zu bleiben, auch wenn man krank, schwach und bedroht ist. Ich denke, auch wer einen Teil von sich einbüßt, sollte mit dem Rest von sich in Schwingung bleiben.»

Jetzt hätte der Besucher am liebsten weitergefragt, wenn der Weise ihm nicht bedeutet hätte, es sei für diesen Tag genug. Der Alte stand auf und nahm ihn mit an die Quelle, worin sich die Sterne spiegelten.

Verlassen wir nun die beiden und nehmen eine andere Spur auf: Als deine Begleiter wollen wir mit dir, liebe Leserin und lieber Leser, die Worte des Weisen auf die Regeln und Empfehlungen hin befragen, die für unsere Erfahrungen mit dem Gong wichtig sind.

Was ist mit Sicherheit und Schutz? Auch wir wollen nicht in etwas Unüberschaubares hineingezogen werden, selbst wenn die Gongfaszination und die Abenteuerlust groß sind. Schauen wir uns um, was wir zu unserer Sicherheit und Orientierung tun können,

damit der Gongklang nicht vorbeirauscht,
damit du weißt, wo du warst,
damit du dich bewußt öffnen und schließen kannst,
damit du eine Ahnung hast, wo du landest,
damit du benennen kannst, was du empfunden, gefühlt, gesehen und gedacht hast,
damit du weißt, was sich in dir verändert hat,
was du für dich gewonnen hast
und wie es mit dir weitergehen kann.

Begeben wir uns auf den Erkenntnisweg

Wenn wir mit dem Gong arbeiten, strömt viel Farbiges und Unterschiedliches auf uns ein. Natürlich haben wir den Wunsch, es bis in den tiefsten Winkel unseres Seins aufzunehmen und zu verstehen. Um das zu können, müssen wir uns damit befassen, das Strömende zu ordnen, anstatt uns überfluten oder ängstigen zu lassen. Deshalb wollen wir den Weg des Wahrnehmens und des Verstehens beschreiben, den wir im Erkennen zurücklegen.

Dieser Erkenntnisweg unterscheidet sich in vielen Punkten von dem Lernen, das uns noch aus unserer Schulzeit bekannt ist. Der Lehrer wußte immer die richtige Lösung einer Aufgabe. Jetzt gibt es keine absolute Wahrheit mehr, keinen Experten mehr außer mir selbst. Ich bin mit Sicherheit der zuverlässigste Kenner meines eigenen Innenlebens. Von mir weiß ich das meiste. Sollte ich einmal nicht Bescheid wissen, kann ich es am besten über meine Sinne erfahren. Weder geben mir Bücher die richtige Auskunft, noch hilft das Auswendiglernen von Rezepten. Unter diesen Umständen muß ich mich auf Überraschungen gefaßt machen, aber das ist nicht weiter beängstigend, wenn ich mir bewußtmache, wie der Erkenntnisweg verläuft.

Auf dem Weg zur Erkenntnis bleibt es uns nicht erspart, vieles neu zu erspüren und zu erfühlen. Das geht nur, wenn wir alle unsere Sinne einsetzen. Damit sie uns nicht im Stich lassen, werden wir sie so gut vorbereiten, daß sie offen, gereinigt und gestärkt mitspielen. Mit dieser sicheren Vorbereitung machen wir uns auf den Weg und beginnen unsere Erkundungen. Worauf soll es hinauslaufen? Mit allem, was uns begegnet, werden wir uns befassen, Verschiedenes probieren und dies so lange fortsetzen, bis es uns buchstäblich begreiflich und faßbar geworden ist. Wenn es so weit, wie es geht, erfaßt ist, suchen wir Worte und sprechen darüber, so daß uns die Bedeutung und der Zusammenhang verständlich werden. Unser Erkenntnisdrang ist erst dann befriedigt, wenn wir das in Worte Gefaßte auch erklären können.

Um es noch einmal mit anderen Worten zu wiederholen: Die Erkenntnis sieht eine Reihenfolge von Stufen vor, die eine nach der andern durchlaufen werden. Sie führen von der Stufe des Wahrnehmens über alle Sinne, das Hören, das Sehen, das Spüren, den Gleichgewichtssinn, das Riechen und das Schmecken zur Stufe des Erfassens. Dort experimentieren wir mit Erinnerungen, Phantasien und Vergleichen. Auf der Stufe des Verstehens können wir das Erlebte in Worte fassen und Bedeutungen finden, die sich endlich auch im Gespräch verständlich machen lassen. In der vierten Stufe des Erkenntnisweges sind wir schließlich beim Erklären angelangt. Wir sind fähig, das Gefundene zu begründen und Schlüsse daraus zu ziehen. Diese Art des Erkennens macht das Gefundene zu einer unerschütterlichen Grundlage für unser Selbstgefühl. Sind wir durch alle vier Stufen gut hindurchgekommen, können wir uns freuen, denn wir haben aus eigener Initiative und mit eigenen Mitteln etwas Wesentliches über uns selbst erkannt: Die Erkenntnis kommt aus mir, sie ist mit mir identisch, das bin ich wirklich selbst. Somit können auch die strömenden Erfahrungen mit dem Gong in mich integriert werden und zu meinem Lebensfundament beitragen.

Auf der Suche nach Identität

Der geschilderte Erkenntnisweg bewirkt eine Änderung der Identität einer Person in allen ihren Dimensionen, der leiblichen, seelischen und geistigen. Unsere Identität ist keine feste Größe, man kann sie nicht besitzen, sondern sie ist dynamisch. Identität ergibt sich aus den Zuschreibungen, die wir von anderen erhalten, und dem, was wir uns selbst zuschreiben. Sie setzt sich zusammen aus diesen beiden Bewertungen, die in unser Selbstbild aufgenommen werden. Unter dem Einfluß unserer Geschichte, der Umgebung und der aktuellen Lebensumstände verändern sich unsere Selbstbilder.

Identität entwickelt sich durch das Finden innerer Zusammenhänge in der eigenen Lebens- und Familiengeschichte, der Kultur, in der man zu Hause ist, und in der Gesellschaft, deren Teil man ist. Durch Spüren, Imagination, Handeln und Reflexion kann man ein neues Verständnis aufbauen. Das Verstehen der eigenen Zusammenhänge hilft, fremde Zusammenhänge besser zu erkennen und sich in Gemeinschaft zu erleben. Es ist die Gegenwart, in der wir leben und in der wir uns verwirklichen. Trotzdem ist Identität abhängig vom Erlebnis unserer gesamten Lebensspanne zwischen Geburt und Tod. Vergangenheit und Zukunft sind Perspektiven unserer Gegenwart und dürfen nicht außer acht gelassen werden.

Wenn wir Identität erfahrbar machen wollen, ist der Gong dabei äußerst brauchbar, weil wir mit ihm ihre verschiedenen Aspekte verdeutlichen können. Unter den vielen Möglichkeiten, die uns dieses Instrument anbietet, sind zu nennen: zur eigenen Schwingung finden, Schwingungsschädigungen ausfindig machen, Schwingungsentwürfe probieren, das vorhandene Schwingungspotential ausweiten und alle diese Erfahrungen zur eigenen Lebensschwingung in Beziehung setzen. Damit formen und bereichern wir unsere Identität.

Um Identität zwischenmenschlich erfahrbar zu machen, ist es wichtig, die Eigenschwingung in Kontakt mit den Schwingungen anderer Menschen zu bringen und daraus die Erfahrung von Kontrast, Gemeinsamkeit und Abgrenzung zu ziehen. Meine eigenen Grenzen erfahre ich im Kontrastierenden sowie im Gemeinsamen.

Diese Fragen werden zuerst im gemeinsamen Gespräch und dann in der Begegnung mit dem Gong gestellt. Die Suche nach der Identität vermag sowohl in die Sicherheit wie in Unsicherheiten zu führen. In den Fällen, in denen wir bemerken, daß Unsicherheit aufkommt, übersetzen wir die Fragen in den Schwingungsbereich und wenden uns an den Gong. Er kann uns beispielsweise eine unsichere Eigenschwingung wahrnehmen helfen und sie zielgerichtet in ihrer vorrangigen Bedeutung stärken. Identitätsfragen, die im Dialog mit dem Gong gestellt werden – wer bin ich, wie möchte ich sein, wie sehen mich die andern –, werden vom Gong bereitwillig beantwortet. Seine Resonanz auf uns wird uns dann unterstützen, unser Selbst zu identifizieren, uns gegen Fremdschwingung abzugrenzen oder uns in Einklang mit uns selbst zu fühlen, wie wir es idealerweise wünschen. Es gehört zu den eindrucksvollsten identitätsfördernden Erfahrungen, sich auf das Wechselspiel von Eigen- und Fremdschwingung einzulassen, ohne sich selbst dabei aufgeben zu müssen.

Es ist schön zu wissen, daß wir in der gewölbten, wunderbar schwingenden Bronzescheibe einen zuverlässigen Alliierten haben, der mit seinem Klang so etwas schwer Faßbares wie das dynamische Spiel der Identität versinnbildlicht.

Schwingend heraus aus der Entfremdung

In unserem täglichen Leben erfahren wir durch Einwirkungen von außen und von innen, wie wir von unseren Gefühlen, von unserer Körperlichkeit und von den natürlichen Quellen unseres Daseins entfremdet werden. Zu jeder Zeit gab es Schwierigkeiten und Probleme, mit denen die Menschen zu kämpfen hatten. Ein Schlagwort für die Leiden der heutigen Zeit ist Entfremdung. Damit ist gemeint, daß wir uns isoliert vom lebendigen Kontakt mit uns selbst fühlen und mit dem, was um uns ist; wir sind uns im Leben fremd geworden. Ein anderes Schlagwort lautet Verdinglichung. Darunter wird verstanden, daß wir zu einem Ding verkommen, das man gebrauchen, ersetzen, wegwerfen oder reparieren kann. Wird es nutzlos, besitzt es keinen Wert mehr. In solchen Verfassungen fühlen wir nicht mehr, sind versteinert, verkrampft, und unser Wert liegt nicht mehr in uns selbst.

Verlust von Lebendigkeit und Sinn

Wir werden den Verlust an Lebendigkeit, den wir überall beobachten, ernst nehmen. Unser Ziel ist es, aus der Entfremdung, der Schwingungslosigkeit, der Verdinglichung herauszuführen und durch die Transsonanz Wandlungspotentiale freizusetzen.

Eine Gesellschaft, die Gleichgültigkeit, Langeweile und Kälte produziert, gefährdet die leib-seelische Gesundheit und führt in die Entfremdung, in der die Menschen sich ihren Gefühlen, ihren Mitmenschen und ihrer Umwelt nicht mehr zugehörig erleben. Gebraucht werden Wege, die aus dem Schatten der Entfremdung herausführen und den Menschen wieder zu seinen eigentlichen Möglichkeiten geleiten.

Sehen wir uns einige Kennzeichen der Entfremdung und Verdinglichung an:

Entfremdete Menschen leiden unter dem Verlust ihrer Sinnlichkeit. Ihre Sinne verkümmern aus Angst, aus Konvention, aus Mangel an Anregung und Übung oder aus Überreizung. Sie geraten in eine Abspaltung von sich selbst. Unter bedrängenden Lebensumständen haben sie sich angewöhnt, manche Gefühle als unerwünscht zu bezeichnen, und vermeiden sie, bis sie sie nicht mehr als Teil ihrer Persönlichkeit erkennen. Ihre Sinnfindung zerfällt. Sie können nicht mehr verstehen, wie die Dinge zusammenhängen, welche Bedeutung sie haben. Ihr Denken klammert sich an Einzelheiten fest, sie können Probleme nicht mehr lösen und verlieren den Überblick über das Ganze.

In der Verdinglichung verhalten wir uns zu uns selbst und zu anderen Menschen wie zu Gegenständen statt wie zu lebendigen Wesen. Das Lebendige, zum Ding degradiert, wird austauschbar.

Uns ist durch die Gongsensibilisierung aufgefallen, daß Menschen, die sich entfremdet erleben, den Verlust ihrer Schwingungsfähigkeit beklagen. Entfremdung drückt sich aus in Schwingungsschädigung und Schwingungsverlust. Die Menschen erstarren und verlieren ihre Schwingungsfähigkeiten in der Bedrängnis durch das Übermäßige, das Einseitige und den Mangel. Für uns steht dieser Aspekt im Vordergrund.

Ausdruckshemmung und Kontaktunterbrechung

Eindruck und Ausdruck gehören zusammen. Im gesunden Selbst besteht ein Gleichgewicht zwischen dem, was empfangen, und dem, was wieder abgegeben wird. Wenn Menschen in ihrem Selbstausdruck steckenbleiben, wird die Beziehung zu ihrer Umwelt zu einer Einbahnstraße. Sie geben sich passiv den Eindrücken hin und verschließen in sich, was eigentlich zum Ausdruck kommen müßte. So unterbinden sie die Gegenbewegung, die zum Selbstausdruck führen sollte, und werden passiver nach außen, während sie innerlich angestrengt ihre Gegenschwingung mehr und mehr unterdrücken. Wer nicht mehr ausschwingt, gerät in einen Impuls- und Gefühlsstau, der die Schwingungsbereitschaft in Mitleidenschaft zieht, bis der Schwingungsverlust eintritt. Wenn der Eindruck nach Ausdruck verlangt und er die Chance, sich zu zeigen, nicht bekommt, gibt er nicht auf, sondern sucht, ohne uns zu fragen, seine eigene Form. Er wendet sich aber nach innen, verselbständigt sich ohne Kontakt zu uns. Wir wissen nicht, was aus ihm geworden ist, und wundern uns, wenn wir ihm in seiner Verkleidung, d. h. in seiner entfremdeten Form, begegnen.

Der Gong macht bewußt, was nicht mitschwingt und keinen Ausdruck findet. Wir richten mit seiner Unterstützung die Aufmerksamkeit auf das Tote und Dumpfe. Wir sind mit ihm wie Detektive auf der Suche nach nicht fühlbaren, verstummten Bereichen im Leib. Die Gongschwingungen treffen zuerst auf die Hemmung, welche Resonanz und Ausdruck unterbricht, so daß kein Kontakt zustande kommt. Doch wenn wir fortfahren, den Leib anzusprechen, dann nimmt er wahr, was an ihn herankommt, und beginnt mitzuschwingen. Die Reaktion und Antwort findet der Leib in der Resonanz, der eigenen Schwingung. Auf diese Weise schließt sich der Zyklus vom Eindruck von Schwingung-Empfangen und Schwingung-Abgeben. Die Kontaktunterbrechung ist aufgehoben, die Beziehung wiederhergestellt. Weil der Gong mit seiner Schwingung weder rhythmisch noch melodiös einschränkend ist, kann die Aufmerksamkeit in jede erdenkliche Richtung fließen und unsere schöpferischen Kräfte anstoßen.

Wiedergewinnen von Lebendigkeit

Wir haben den Weisen und seinen Besucher verlassen, als sie zur Quelle gingen. Ihr Gespräch hat sich neuen Fragen zugewendet. Hören wir, womit sie sich beschäftigen.

«Man darf niemals aufgeben, das Lebendige von neuem zu suchen», sagt der Weise. «Ungelebtes wartet darauf, zum Leben zu finden. Sogar Verlorenes und Verstecktes wartet darauf, gefunden zu werden. Denke nicht, du könntest zu alt sein oder zu krank oder zu behindert. Wenn du in Versuchung bist, so zu denken, dann rufe dir ins Gedächtnis, was ich dir sage. Wie sollte es je zu spät sein, Lebendigkeit in sich aufblühen zu lassen und sich Verlorenes wieder anzueignen? Du brauchst auf deinen Wunsch, schwingungsfähig zu bleiben, nicht zu verzichten. Betrachte Verengung und Resignation als deine mächtigsten Feinde. Setze deine Schwingung wie eine Sonde ein, die für dich entdeckt, was möglich ist und noch möglich sein wird. Nimm sie an als Begleiter, der dir sagt, wohin dein Lebensweg geht.» Der Besucher war still und nachdenklich geworden. Sie saßen noch eine Weile schweigend beisammen. Dann verabschiedeten sie sich. Auf dem Rückweg bemerkte der Wanderer, wie alles klarer war, und fühlte sich im Innersten beschwingt und zufrieden.

Das Transsonanz-Modell

Einstimmung zur Transsonanz

Wir haben gleich am Anfang bei den Einschwingungen den Begriff der Transsonanz beschrieben. Erinnern wir uns, was damit gemeint ist. Unter Transsonanz verstehen wir eine Gesamtheit von leiblichen, seelischen und geistigen Schwingungen, die unter anderem durch Gongs ausgelöst werden. Zu der Gesamtheit des Schwingungserlebens zählten das innere Fließen eines Klanges im Körper, der uns mit seiner Schwingung neue Resonanzräume erschließt. Wir werden in der Transsonanz in Kontakt zu unserer ursprünglichen Schwingungsfähigkeit gebracht. Wir erleben Allverbundenheit im Klang, ein Mitschwingen mit anderen und der Welt. Wir empfinden uns als Teil eines tragenden schwingenden Ganzen.

In der Transsonanz sind die Polaritäten von Enge und Weite, von innen und außen, von Werden und Vergehen, Zeit und Zeitlosigkeit, Fließen und Gehaltensein verwoben. Man spricht neuerdings in anderen Zusammenhängen von dem «Flow-Erlebnis», bei dem man eine heilsame Erfahrung an sich selbst bemerkt. Die Allverbundenheit, d.h., nach allen Seiten in Resonanz und Korresonanz mit den anderen und mit der Natur, der inneren und der äußeren Welt zu sein, vermittelt die Qualität eines Bei-sich-im-Ganzen-aufgehoben-Seins.

Aufbau des Transsonanz-Modells

Wir machen durch das Transsonanz-Modell erfahrbar, was es heißt, mit den angesprochenen Polaritäten zu existieren und darauf mit Lebendigkeit zu reagieren. Einige Bedingungen müssen jedoch erfüllt sein, damit dies auch wirklich erlebt werden kann. Folgende Elemente werden im Transsonanz-Modell miteinander verflochten: ein geschützter Raum, eine aufmerksame Begleitung, die Solidargemeinschaft der Gruppe und kreative Medien. Dazu kommen eine Dramaturgie und Inszenierung, die Natur, Mythen, Symbole und Rituale miteinander verbinden und dem Medium Gong eine zentrale Rolle zuweisen.

1. Vorschwingungsphase

Den Beginn bilden Informationen über unser Konzept und über den Ablauf. Nachdem die Schutzregeln eingeführt sind, spricht die Gruppe über persönliche Themen. Sie wird dabei unterstützt, gemeinsame und persönliche Ziele zu finden. In den vorbereitenden Übungen nehmen wir Kontakt auf zur Erde, zum Raum, zur Gruppe und sichern den Resonanzboden. Wir führen ein in den Kontakt zu den Gongs (Berührung, Assoziation, Klangerwartung). Dann kommen Übungen zur Sensibilisierung für das Hören/Horchen, die richtige Haltung und zum rituellen Umgang mit den Gongs.

2. Phase der leiblichen Schwingungsvorbereitung

Nur in einem selbstregulierten Gleichgewicht kann die Begegnung mit dem Gong gelingen. Wir steigen nicht ein ohne eine sorgfältige Vorbereitung der Sinne. Sie werden gereinigt und gestärkt durch Wahrnehmungsexperimente, durch leibliche Erfahrungen mit dem Gong und durch das Einbeziehen der Natur, bis wir sicher sein dürfen: Ich bin bei Sinnen, habe Boden unter den Füßen und kann mich auf mich selbst verlassen. Nacheinander führen wir in die Übungen ein: Einen Ort finden – Atmen, sich öffnen und schließen – Kraftquellen aufspüren – Schwingungsbereitschaft und Schwingungswünsche prüfen – Leibliches Erinnern an Schwingungserlebnisse – Versuchsweiser Ausdruck von Schwingungserinnerungen – Eigenschwingung der Gruppe – Den Gruppenton finden. In dieser Phase kann schon mit kreativen Medien begonnen werden. Die Lebensgeschichte und die gegenwärtige Lebenssituation der Teilnehmer werden im Zusammenhang mit Schwingung gesehen und dargestellt. Auf die kreativen Produkte wird in den folgenden Phasen immer wieder vertiefend eingegangen.

3. Phase der Schwingungs- und Klangereignisse
Die Übungen werden fortgesetzt. Sie verhelfen zu differenzierten Klang- und Schwingungserfahrungen, sollen weiter sensibilisieren: Klang empfangen und wahrnehmen – Sich zum Klang in Beziehung setzen, sich einlassen, ihn draußen lassen – Verklingen lassen und in die Stille gleiten – Schwingung und inneren Klang in der Stille erfahren – Klang und Leib verbinden in Ausdruck, Bewegung, Atem, Stimme.

4. Phase des Übens und Experimentierens
Aktion und Initiative werden von den Teilnehmern abverlangt. Unser Vorgehen kann sich mehr und mehr auf die bereits gewachsene Sicherheit stützen. Wir laden ein zum angeleiteten Selbstspielen der Gongs, zu Stimmübungen, zu Atemübungen, zum Nachklingen oder Wiederaufnehmen einer Schwingung. Wir geben meditative Unterstützung mit

andern Klängen (Lyra, Monochord, Trommel) und halten an zum Heraushorchen von Lieblingsklängen und Lieblingshaltungen (im Liegen, Gehen, Stehen).

5. *Phase der kreativen Expression und Dramatisierung*
Malen, Bewegung, Tanzen, Mythen, Symbole und Poesie kommen zum Einsatz. Sie werden zu Elementen von Inszenierungen in Innenräumen und Landschaften. Unter diesen Bedingungen gehen wir über zu elementaren Themen, die in ihrer Polarität erfahren werden wie Stille – Flutung, männlich – weiblich, hart – fließend, Verkrümmung – Aufrichtung. In den Klärungs- und Sammelrunden vertiefen und präzisieren wir die aktuellen Gruppenthemen, woraus gelegentlich Arbeiten mit einzelnen Personen und mit der Gruppe hervorgehen.

6. *Phase des Ausschwingens*
Hier geht es um Integration und Verständnis. Es finden Übungen ihren Platz, die Reste aufgreifen und einen Abschluß vermitteln: Klangspuren aufnehmen – Echo erhorchen. Der Fokus liegt auf dem Benennen von Erlebnissen und dem Finden ihrer Bedeutung. Im Sammeln von Spontanäußerungen und Assoziationen, im Zuhören und Gehörtwerden, im Sichzeigen und Gesehenwerden greifen die Äußerungen der Beteiligten fließend ineinander. Die Begleiter geben Verständnishilfen für das Wachsen der Transsonanz, lassen Zeit zum Aufschreiben und geben Anweisungen für den Austausch in der freien Zeit. Sie soll genutzt werden zum Weitermalen, zum Schreiben von Geschichten und Gedichten, bis das Ausschwingen erreicht ist und in ein natürliches Zusammensein übergeht, das gefüllt wird von gegenseitigen Gesprächen.

Im Rückblick auf das Transsonanz-Modell wird klar, was es leistet. Es verschafft den notwendigen Rahmen, in dem wir Schwingungsphänomene beschreiben, ordnen und anwenden können. Wir haben den Vorteil der Vergewisserung, wo wir uns im Prozeß befinden. Nicht nur das: Ein weiterer wesentlicher Vorteil besteht in der Möglichkeit, bewußter, geplanter zu experimentieren und den Erfahrungsbereich Schwingung methodisch gezielt weiterzuentwikkeln. Wir betrachten das Modell als einen ersten Versuch und hoffen, daß es durch neue Entdeckungen noch Korrekturen und Erweiterungen erfährt.

Mit dem Transsonanz-Modell ergibt sich ein Bezug zwischen den Konzepten Transsonanz und Konfluenz. Auch nach der Geburt setzt sich das konfluente grenzenlose Verhältnis zwischen Mutter und Kind fort und dauert an, bis sich die Selbstgrenzen etablieren. Es scheint so, als ob im Menschen eine stille Sehnsucht nach dieser grenzenlosen Urverbundenheit weiterwirkt, obwohl der Prozeß des Erwachsenwerdens fordert, die Grenzen zu etablieren und sie nur für ausgewählte, geschützte Momente aufzuheben, z.B. in der Freundschaft, in der Liebe, im künstlerischen Erleben. Die reife Persönlichkeit wird durch ihre Fähigkeit zu positiver Konfluenz charakterisiert: Sie kann sich dem zeitweiligen Grenzverlust überlassen und findet danach ihre Grenzen wieder. Durch die allgegenwärtigen Reize in unserem Leben schweben wir immer in Gefahr, in eine Grenzenlosigkeit zu geraten, die an sich unfreiwillig ist und uns zuweilen nicht bewußt wird. Ihr können wir uns nur erwehren, wenn wir uns entweder der Erstarrung oder der Auflösung ausliefern. In der Therapie kann eine gestörte Abgrenzung korrigiert werden. Gesucht wird ein klarer Rahmen, in dem Kontakt und Beziehung wieder aufleben können. Mit dem

Transsonanz-Modell, das in der Gongarbeit zum Zuge kommt, öffnen wir Zugänge zu Erlebnissen positiver Konfluenz. Wir können in der Transsonanz Verbundenheit in klarer Abgrenzung zugänglich machen und tragen damit wichtige Elemente zur Identitätsbildung bei.

Wirkungsweisen

Menschen, die mit uns und dem Gong gearbeitet haben, beschreiben die Wirkungen mit folgenden Worten: ich bin durchlässig, durchtönt, durchschwungen, durchdrungen, geweitet, ausgedehnt; ich erfahre eine erhöhte Sensibilität und Wahrnehmungsfähigkeit; ich bin im Klangraum aufgehoben, ummantelt, getragen, bewegt, umströmt, geborgen; ich fühle Vertrauen, Freisein, Wohligsein, ich bin erfüllt, abgebend, reich.

Allgemeine Wirkungen sind also Durchtöntsein, Durchschwungensein, Durchdrungensein. In der Nachwirkung wird uns vorwiegend von Nachschwingung, Weitung, erhöhter Sensibilität und Wahrnehmungsfähigkeit berichtet. Manchmal entsteht ein fließender Figur-Grund-Prozeß. Im wesentlichen werden Vertrauen, Freisein, Wohligsein und Schwinden des Innen-Außen-Gefälles als positive Wirkungen hervorgehoben.

Im Gegensatz zur Musik, die strukturierter Klang ist, liefert der Gong klangliches Rohmaterial. Der Vorteil gegenüber der Musik ist, man kann freier suchen. Der Hörer durchlebt eine schöpferische Klang-Ontogenese. Der Klang trägt ihn in jede Richtung, er ist durch nichts eingeengt und hat die Freiheit in der Aufforderung zur Form. Der Klang gibt ihm zu verstehen: Forme mich.

Der Gong kultiviert das Leibbewußtsein, er läßt uns erfahren, wo wir eng sind, wie wir uns weiten und neue Schwingungsräume erschließen können. Die Schwingung macht körperliche Dissonanzen oder Verzerrungen spürbar, sondiert wie ein Echolot stumme, klanglose Räume, die, weil die Schwingung formbar bleibt, genauer erspürt werden. Es sind Bereiche, die der Entwicklung bedürfen, so daß die Stummheit in eine leiblich erfahrene Stille übergeht, in der das Tonlose empfunden wird und bewußtgeworden ist.

Wir haben beobachtet, in welchem erstaunlichen Maß Imagination und Phantasietätigkeit angeregt werden. Die Menschen haben mehr Einfälle, äußern sich unmittelbarer und mutiger unter der Nachwirkung der Gongklänge. Unter Gongbegleitung zeigt sich, wie der Kontakt zur inneren Bilderwelt häufig zum erstenmal aufgenommen wird. Menschen, die gewohnt sind, sich ihren inneren Bildern zuzuwenden, erfahren es als hilfreich, durch den Gongklang in einen innigeren und anhaltenderen Kontakt zu ihnen zu kommen. Überdies ist der Zugang zu Symbolen geöffnet. Bei einer konzentrierten Klangerwartung entsteht schon beim ersten Hören des Gongs ein klares und einprägsames Symbolerleben.

Insgesamt gewinnt man den Eindruck, daß die Menschen einen leichteren Zugang zu ihren kreativen Impulsen haben und diese direkter umsetzen in Ausdruck. In einem Fragebogen, den wir den Teilnehmern vor und nach dem Seminar vorlegten, haben sich deutliche Verbesserungen im Zugang zur eigenen Kreativität ergeben. Auch die Zufriedenheit beim differenzierten Ausdruck mit kreativen Medien wird als deutlich verbessert eingeschätzt. Andere günstige Wirkungen werden in der Selbsteinschätzung berichtet: positivere Beurteilung der erwarteten Lebensbelastung, bessere Beziehung zu Natur und Ressourcen, verstärkte Bereitschaft, Hilfe anzunehmen und zu geben, und eine größere Neigung, sich zu zeigen und sich den Transsonanz-Erfahrungen zu öffnen.

Bedeutsam erscheint uns das bei den meisten stark gewachsene Selbstvertrauen.

Wir erkennen unschwer unmittelbare und mittelbare Wirkungen auf das soziale Verhalten, auf die Produktivität, auf die Einordnung im ökologischen und gesellschaftlichen Bereich und auf die Sinnfindungskapazität. Alle genannten Wirkungen stehen in engem Zusammenhang zur Identität und zu ihrer Stabilisierung.

Verschmelzung, Kontakt, Begegnung – Stufen der Transsonanz

Transsonanz ist ein Tor zum Kontakt. In der Transsonanz finden wir eine innige Verbundenheit mit uns selbst, mit der Erde und mit dem, was uns umgibt, daß wir fast von selbst unsere Grenzen neu formen. Der Gong erleichtert den Vorgang. Als Katalysator betrauen wir ihn mit dieser Aufgabe, die ohne seine Hilfe nur schwer zu lösen sein würde und durch seine Schwingung ermöglicht wird. Versuchen wir genauer zu fassen, was sich dabei in unserem Innern abspielt. Innerhalb der Transsonanz führt unser Weg mit dem Gong durch die Phasen der Neuformung der Abgrenzung: von der *Verschmelzung* über den *Kontakt* zur *Begegnung*.

1. Sich auf die Verschmelzung einlassen

Als erstes tritt uns der Gong nur visuell entgegen. Aber sobald er erklingt, ist er in seinem Element. Wer sich auf ihn einläßt, erlebt früher oder später ein Verschmelzen mit der Schwingung, in der das sonst zuverlässig getrennte Außen und Innen fast unterschiedslos erscheinen. Diese gewohnte Abgrenzung ist vorübergehend aufgelöst. Der Grenzverlust in der Verschmelzung wird zum Ausgangspunkt für heilsame Prozesse im Selbst. Mit Hilfe des Gongs erlauben wir uns, uns zunächst einmal zu lösen und zu verlieren. Vielleicht mit der Empfindung von Verbunden-Sein und Geborgenheit, bei der wir nicht mehr wissen müssen und uns intuitiv dem Prozeß überlassen können. Viele sind zu Beginn von der Unwillkürlichkeit überrascht, aber mit zunehmender Gongerfahrung wächst das Zutrauen in den Übergang vom Verschmelzen zum nächsten Stadium.

2. *Den Kontakt aufnehmen*

Nach diesem Verschmelzungserleben vermitteln die Schwingungen, wenn sie von einem sicheren Stand und einer wachen Orientierung aus aufgenommen werden, Kontakt zu leiblichen Räumen. Wir sind aufmerksam, die Schwingung des jeweiligen Gongs aufzunehmen und zu bemerken, wo sie im Innern zugelassen wird, in welche Räume sie sich ergießt oder wo ihr Zugang durch eine Sperre verwehrt wird. Der Wahrnehmung werden leibliche, seelische und geistige Resonanzen zugänglich, die eine Brücke bilden zu Räumen, zu denen der Kontakt unterbrochen war. Dieser beschwingte frische Kontakt ist sinnenhaft und voller Lebendigkeit. Wir erleben uns aufgeschlossen, berührt. Das kontaktvolle Berührtsein wechselt, die Aufmerksamkeit wandert weiter zum Nächsten. Lassen wir uns aber auf eine der Kontaktmöglichkeiten dauerhaft ein, öffnet sich ein Tor zu inneren Räumen, die bisher ausgeschlossen waren und nun in die Schwingung einbezogen sind. In diesem Stadium achten wir sorgfältig darauf, daß der Kontakt weder in der Blockierung noch in der Überflutung verlorengeht.

3. *Die Begegnung wagen*

Die bewußte Hinwendung zu einer der vielen Möglichkeiten macht den Kontakt zur Begegnung, die über den Augenblick hinausführt. Nun wird der Gong für uns ein Spiegel und ein Partner in der Selbstbegegnung. Seine Projektionsfläche spiegelt, was in unserem Innern zur Begegnung ansteht. Indem ich mich aussetze, mit allen Sinnen auslote und wissen will, was los ist, habe ich eine akzeptierende Haltung eingenommen, die eine wichtige Voraussetzung für die Begegnung bildet. Wir sollten davon ausgehen, daß die auftauchenden Bilder, Empfindungen, Gefühle und Phantasien nur zum Teil angenehm sind. Häufig sind sie erschreckend, schmerzhaft, voller Trauer, Angst und anderer Gefühle, denen wir gern aus dem Weg gehen, sonst wären sie nicht vergessen oder vermieden worden. Auf der Grundlage dieser Begegnungen gestalten sich die Grenzen neu. Wir schwingen neubelebt, vollständiger mit und erleben uns sinnvoller und eigentlicher.

Techniken, Spielpraxis, Interventionen

Das Hauptziel, auf das wir zusteuern, bleibt die Transsonanz. Vom Sehen kennen wir Transparenz, im Hören ist es das schwingende Sein. Wir wollen schwingungsfähig werden, mitgehen, Resonanz in uns erzielen, d.h. Räume mitschwingen lassen. Dieses Mitschwingen, in Resonanz gehen und Transsonant-Sein läßt uns zu einem echten lebendigen Menschen werden.

Das Getragen-Sein vom Gong setzt eine besondere Atmosphäre voraus, die der Gong aus sich nicht schaffen kann. Man kann sich das Getragen-Sein vom Gong nicht in Isolation per Knopfdruck liefern lassen. Er bleibt bei allen seinen vorzüglichen Eigenschaften lediglich Medium, Katalysator für das Existierende.

Um in eine heilende Konfluenz zu führen, verlangt der Gong nach einer vielseitigen Vernetzung mit anderen Elementen in der Situation. Es muß sich ein Kontext ergeben, der zum einen dem einzelnen in der Gruppe den festen Boden gibt, den er benötigt, um sich aus einer empfundenen Sicherheit heraus einzulassen, und der zum anderen ausreichend vielseitig stimuliert, damit sich die Wahrnehmungen differenzieren. In der Durchführung des Transsonanz-Modells sorgen wir für Strukturen, die sich in der Begegnung mit dem Gong als Stütze für das abgesicherte Wagnis erweisen werden, das jeder Beteiligte letztlich eingeht. Dieses Wagnis rechtfertigt die Sorgfalt, die wir dem Aufbau des Kontextes widmen. Wir wollen es den Menschen ermöglichen, das in ihnen Anklingende leichter zum Ausdruck kommen zu lassen und vertrauensvoll in die Interaktion und in den Dialog überzugehen.

Was gehört zu diesem stützenden Kontext? Er umfaßt Techniken, Spielpraxis, Interventionen allgemeiner Art, Elemente, die wir gleich behandeln möchten. Dazu treten Begleitung, Inszenierung und Dramaturgie, die im nächsten Abschnitt beschrieben werden.

1. Verwendete Techniken
- Übungen zur Vorbereitung und Durchführung von Transsonanz, Wecktonübung, Leibübungen (Landen, Erden, Verwurzeln, Aufrichten, Klangekstase u. a.)

- Ankunfts- und Abschlußmeditationen
- Identifikation und Dialog mit dem Gong
- Resonanzbewegung zum Gong und Gongklangtanz
- Improvisation mit einem/mehreren Gongs oder zusammen mit anderen Instrumenten
- Tönen mit der Stimme im Dialog mit dem Gong oder getragen vom Gong
- Klangexperimente verbunden mit Horchübungen
- Phantasiereisen wie Klangorakel oder Zukunftsreisen
- Quergänge vom Gong zu anderen kreativen Medien
- Meditation zum Klang der Stille
- Themenbezogene Arbeit mit Gongs z. B. zu den Polaritäten hart – weich, gekrümmt – aufgerichtet, männlich – weiblich oder zu persönlichen Themen
- Umgang mit der Gruppe: Wechsel zwischen Plenum, Kleingruppenarbeit und Einzelarbeit vor und mit der Gruppe

2. Einführung in die Spielpraxis

Spiel- und Hörpraxis bilden eine Einheit, sonst bliebe die erstere ohne das Regulativ durch die Sinne des Spielers. Wer den Gong zum erstenmal zum Erklingen bringen will, denkt, es gehe allein um die Anschlagarten. Natürlich führen wir differenziert in die Anschlagarten ein (Anwärmen des Gongs, Anschlagpunkte, Anschlagstärke, Rhythmus, Schwellung und Abklingen, Anschlag mit verschiedenen Objekten und verschiedenen Schlegeln). Aber bedeutend mehr Zeit und Aufmerksamkeit setzen wir für Vermittlung anderer Aspekte ein, die wir für noch wesentlicher halten, weil sie den Kontakt des Spielers zum Instrument bestimmen. Wir vermitteln eine elastische Körperhaltung, das Aufmerksam-Sein auf den Atem, schaffen Bewußtheit für den richtigen Abstand, einen harmonischen Bewegungsablauf von Hand und Arm und konturieren die erwartungsvolle Fokussierung auf den Gongklang. Gemessen an der Zeit, die andere Instrumente für ihre Beherrschung verlangen, ist der Gong leicht zu erobern.

3. Allgemeine Interventionen
a) Anhalten zu Erinnerung und Sammlung
Klang- und Schwingungserlebnisse werden erinnert, um aus der Distanz zum Erlebten neue Qualitäten herauszuschälen. Die dabei einsetzende Ruhe ist wichtig, damit sich die Schwingung setzt und ein gewährender Raum entsteht, das Erlebte mitzuteilen. Flüchtige Erfahrungen werden wirklicher, konkreter, wenn man in seiner individuellen Erfahrung gehört, gesehen und bestätigt wird. In einer Klärungsrunde werden die Rückerinnerungen aufgegriffen und aufeinander bezogen, damit ein bewußtes Besinnen auf Lernprozesse der Individuen und der Gruppe stattfindet.

b) Fokussieren auf die Klangerwartung
Wir wissen, daß wir nicht zu einem klaren Erleben kommen, wenn der Leib und die Aufmerksamkeit nicht auf das Kommende ausgerichtet sind. Die Erwartung bestimmt die Qualität des Sinneseindrucks und der Wirkung. Aus diesem Grund legen wir großen Wert auf den Aufbau der Klangerwartung. Die Klangerwartung bahnt die Aufmerksamkeit für das Schwingungserlebnis an, erhöht die Sensibilität des Horchens und aktualisiert Schwingungserfahrungen. In Kleingruppen, die sich experimentell mit Klangerwartung befassen, entstehen weitere Fokusse durch die Inszenierung der Kleingruppensituation, in der jeder seine Rolle bekommt, als Protagonist, als Beobachter und als Mitschwingender. Der Protagonist läßt sich in seiner Auseinan-

dersetzung auf sich ein, fühlt sich gesehen, unterstützt und verstanden und kann sich, getragen von dem Gefühl der Sicherheit, auf die Schwingung einlassen. Der Beobachter lernt, dazusein und sich gleichzeitig teilweise herauszuhalten. Die Mitschwingenden können sich identifizieren und stellvertretend Erfahrungen machen.

c) Experimentieren mit Abgrenzung und Entscheidung

Um bestimmte Reaktionen auf den Gong zu vermeiden, wie im Überflutet-Sein ungeschützt offen oder in der Blockierung ungewollt verschlossen zu sein, ist es erforderlich, Abgrenzung und Entscheidung zu stärken. Damit wollen wir unliebsamen Nebenerscheinungen wie Ängsten, Verwirrung und Unsicherheiten, aber auch der Klangsucht vorbeugen. Wir helfen dabei, einen klaren Bezug zur Eindringlichkeit der Gongklänge zu entwickeln, und zwar in jeder Situation. Wann und wieviel will ich mich öffnen oder schließen? Wann habe ich zuviel Schwingung empfangen und möchte sie über Bewegung oder Stimme abgeben? Das kann jeder einzelne nur experimentell für sich herausfinden und allmählich in seiner Abgrenzung sicherer werden. Nur bei ausgewogener Öffnung und Schließung ist der Boden für die fruchtbare Begegnung mit dem Gong ausreichend vorbereitet.

Die Säulen des Transsonanz-Modells

Die Begleitung

Um das Begleitmodell vorzustellen, ist es sinnvoll, als erstes davon zu sprechen, wie wir darauf gekommen sind. Menschen, die auf der Suche nach sich selbst sind, begeben sich auf eine Expedition in wenig bekanntes oder sogar unbekanntes Gebiet. Sie kommen aus verschiedenen Gründen zu uns, entweder weil sie einen verlorengegangenen oder unentdeckten Bereich ihres Lebens erforschen und sich wieder aneignen möchten oder weil sie eine Störung in sich fühlen und nach Möglichkeiten der Gesundung suchen. Das Forschen in unbekanntem Gelände führt sie ins Fragliche, ins Aufregende und ins Lebensabenteuer.

Das brachte uns auf den Gedanken, das Bild der «Expedition» aufzugreifen. Für den Erfolg dieser besonderen gemeinsamen Expedition bemühen sich die Begleiter um die angemessene Vorarbeit und Vorbereitung. Expeditionen erfordern Training, Wissen, materielle Ausrüstung, Kondition, Einsetzen der eigenen Fähigkeiten und Berücksichtigung von Schwächen. Die Ausrüstung muß stimmen, wenn das Unternehmen im weiteren Verlauf durch die Fähigkeiten der Beteiligten getragen werden soll. Im Zusammenwachsen der Gruppe bilden sich die Regeln des gegenseitigen Umgangs und findet sich die Sicherheit über das zu erwartende Gelände. (Die vorbereitenden Schritte sind in den Abschnitten Dramaturgie, Inszenierung, Schutzregeln dargestellt.)

Im Verlauf von Expeditionen, gründliche Vorbereitung vorausgesetzt, wird die Vielfalt von neuen Erfahrungen, so abenteuerlich sie sein mögen, dazu einladen, das eigene Weltbild zu erweitern. Mit anderen Worten: Es bietet sich die Möglichkeit für ein neues Skript. Unter den Bedingungen, wie sie die Natur, die Solidarität untereinander und die Forschungsziele vorgeben, kann es zu einem guten neuen Skript kommen, das auf das aktuelle Leben übertragbar ist, weil die Beteiligten die Chance haben, ihre Fähigkeiten und Ressourcen einzubringen, sie zu prüfen und weiterzuentwickeln. Aufmerksamer geworden für das, was sie noch nicht können oder wovor sie Angst haben, werden sie nach dem neuen Skript liebevoller und behutsamer mit sich umgehen.

Der Mensch ist in seinem Leben stets auf dem Weg. Er ist auf ihm nicht allein, sondern zusammen mit anderen Menschen unterwegs. Und weil er manchmal die Orientierung verliert oder daran gehindert wird, braucht er zeitweise eine Begleitung, um seinen Weg zu finden. Auf dem Begleitweg erfährt er, wie er Teil der Natur ist, in ihr seinen Platz hat, sich in ihr bewegen kann, sich von ihr genährt fühlen kann, bis er wieder regeneriert ist.

Wir sind, entwicklungspsychologisch gesehen, von klein auf so angelegt, daß wir mit den Erfordernissen des Lebensweges zurechtkommen. Durch unsere Sinne und durch unsere Fähigkeit, den Dingen Sinn abzugewinnen, tragen die Menschen alles in sich, was sie zum Wiederfinden ihres eigenen Weges brauchen, wenn sie richtig angeleitet werden. Mit der richtigen Unterstützung entdecken die Menschen, daß sie fähig sind, als Leibwesen und in der Gemeinschaft Wege in neue Bereiche mit weniger Angst und mit größerer Kompetenz zurückzulegen und den Zuwachs an Erfahrung zu genießen. Besondere Befriedigung erfahren sie auf den neuen Wegen, auf denen sie ihre Leiblichkeit entdecken, so daß sie Nähe, Kontakt, Lust, Appetit, Lebenshunger und Unternehmungslust empfinden. Dieser neuentdeckte Leib sucht sich selbst die Ausdrucksformen und Handlungsweisen zum Gestalten des weiteren Lebensweges.

Die neu erfahrene Gemeinschaft beim Verfolgen von Forschungszielen verbindet ganz anders als das konventionelle Nebeneinander, das unsere Gesellschaft ansonsten kennzeichnet. Manipulationsversuche und Rivalitäten spielen sichtbar eine geringere Rolle. Sollten sie in Erscheinung treten, werden die Begleiter darauf aufmerksam machen und sie vereiteln, indem sie die Teilnehmer zu den Ressourcen und eigenen Fähigkeiten zurückführen. Meist ist man ohnehin völlig von der eigenen Erfahrung beansprucht und froh, das Netz der Gemeinschaft zu spüren.

Oft ist es so, daß Menschen Dinge, die sie schon kannten und konnten, vergessen haben, sie sind kleinmütig geworden und haben ihre Lust auf Lebensabenteuer verloren. Vielfach hemmten sie sich selbst durch vermeintliche «Makken», die sie an sich selbst kritisieren und auch an anderen nicht leiden können. Aber der Mensch hat außer seinen verständlichen Fehlern, die er sich im Verlauf seines Lebens angewöhnt und kaum wieder los wird, mehr zur Verfügung, als ihm bewußt ist. Meist stecken Ressourcen in ihm, die er wiederentdecken, Fähigkeiten, die er entwickeln muß. Auch eine zurückgedrängte Lebenslust wird wieder zum Vorschein kommen, wenn er seine Lebenssituation so gestaltet, daß sie für ihn Sinn hat. Die Sinnsuche ist der Motor für das Lebendige. Eine Expedition mit Fähigkeiten und Ressourcen, einschließlich der mitgeschleppten Fehler, führt zu einer Umwandlung. Die Sicht des neuen Skripts, mit seiner gewandelten Perspektive auf den Lebensweg, läßt die Fehler in einem anderen, versöhnlicheren Licht erscheinen. Sie hören auf, die erste Geige zu spielen, und ihr lebensbehindernder Einfluß nimmt ab.

Der Mensch, das ist das Hauptziel des Begleitmodells, soll aus der Entfremdung, in der er lebt, zurückfinden zum Lebensganzen. Er soll als Teil dieses Ganzen erfahren, aber dennoch mit ihm verwoben bleiben. Da der Mensch ein sinnliches Wesen ist, hat er den besonderen Vorzug, allein durch das Bei-Sinnen-Sein der Verdinglichung zu entgehen und zu seiner Natur zurückzufinden. Das Begleitmodell ist auch auf dieses Ziel ausgerichtet. Deshalb wird alles daran gesetzt, um die Selbständigkeit, die Eigenaktivität, die Erfindungsgabe und die Ebenbürtigkeit aller Beteiligten zu stärken.

Das Begleitmodell ist wie eine Expedition, bei welcher die/der einzelne unvermeidbar auf ihre/seine kreativen Bereiche stößt und die umwälzende Entdeckung macht, daß sie/er selbst die Verantwortung für die Gestaltung ihres/seines Lebensweges übernehmen muß. Die Bedingungen der Begleitung sind dramaturgisch in der Weise angelegt, daß sich jeder bei den Durchgängen durch Lebensbereiche geschützt fühlt. Nach unserer Auffassung kann das daraus entstehende neue Skript besser in das aktuelle Leben integriert werden, ganz einfach weil es plastischer und sinnlicher ist als das bisherige.

Unsere Unternehmungen finden in geschlossenen und in offenen Räumen statt, d. h. im Gruppenraum, aber auch draußen in der Natur, entweder an Naturplätzen oder auf Wanderungen, die uns weite Strecken durch die Landschaft führen. Das Expeditionskonzept bekommt auf diese Weise einen Bezug zur Realität. Die Inszenierung verwandelt die reale Umgebung zu symbolischen Orten. Das führt dazu, daß sich die Symbolisierungen im universalen Rahmen, den die Natur uns vor Augen führt, abspielen. Jedesmal sind Gongs passenden Charakters dabei. Anfangs werden sie zur Sensibilisierung für Schwingung und später für die Transsonanz-Erfahrung eingesetzt.

Die Ausrüstung der Expeditionsteilnehmer
Für die Expeditionsteilnehmer bedeutet unsere Begleitung folgendes: Jede und jeder von euch bringt alle Fähigkeiten

mit, die ihr braucht, um neue Wege zu gehen. Eure Potentiale liegen in euch selbst. Bedenkt aber, Begleitung ist kein Ersatz für Therapie und auch keine Soforttherapie. Wir sind eure Begleiter. Wir zeigen euch Wege, Richtungen, Möglichkeiten, wie es mit euch weitergehen könnte, solltet ihr euch verirren oder stehenbleiben. Ihr werdet gut von uns vorbereitet durch ein eigenes Training. So ausgerüstet, werden wir in unbekannte Gebiete vorstoßen, wo wir mit euch ein Stück Entwicklung erleben, die ihr später mitnehmt als euer Eigenes. Wir werden dann nicht mehr wichtig sein. Ihr könnt sagen, ich war unterwegs ins Unbekannte, an geheimnisvollen Orten und in unwegsamen Gegenden, ich war mit anderen unterwegs, aber ich war auch für mich allein, wenn ich das wollte. Meine Begleiter waren manchmal unwichtig, so gefangengenommen war ich von dem, was geschah, so daß ich sie vergaß. Wir überlassen es eurer Weisheit, welche Wege ihr mitgehen werdet, welche Kräfte ihr dafür einsetzt und wie ihr auf euch achtet. Habt Vertrauen, und wendet euch an die andern oder an uns, wenn ihr nicht weiter wißt. Nehmt wahr! Ihr steht auf eigenen Füßen, bringt Fähigkeiten mit, habt Unentdecktes in euch, wißt insgeheim um Wege der Heilung. Euer Leib ist schwingungsfähig. Das alles braucht ihr nur wiederzufinden. Fühlt euch geschützt durch das Wissen, wohin und mit wem ihr geht. Wenn ihr das beherzigt, bleibt ihr im Gleichgewicht und bei Sinnen. Seid versichert, jeder neue Schritt wird abgeklärt, wir orientieren euch auf eurem Weg unter den Mitmenschen und in der Natur. Etwas Bescheidenheit ist ebenfalls angebracht. Somit bleibt offen für das, was euch begegnet, und verzichtet großzügig auf das Unmögliche. Was übrigbleibt, das ist faszinierend genug, vorausgesetzt, ihr fühlt euch verbunden und findet euch darin wieder. Also traut euch, unterwegs zu sein! Ihr habt den Gong, den Verdeutlicher des Lebendigen, in euch selbst und in der Verbundenheit mit den anderen. Konzentriert euch auf die Natur, den Gong und auf die anderen Expeditionsteilnehmer.

Theoretische Überlegungen zur Aufgabe als Begleiter
Im Begleitmodell wird die Gruppe als Solidargemeinschaft aufgefaßt, die in Selbstverantwortung reife Verhaltensweisen beibehält und von den Begleitern die nötige Aufklärung und Orientierung erhält. Die Therapie greift, wenn sie vor der Frage steht, wie sie auf frühe kindliche Bedürfnisse des Klienten eingehen soll, auf das Beeltern zurück. Was in der Eltern-Kind-Beziehung fehlte oder übertrieben wurde, wird vom Therapeuten stellvertretend übernommen. Das Konzept des Beelterns, das kindlich-abhängige Verhaltensweisen ermutigt, wird im Begleitmodell abgewandelt. Zwar spielen wie beim Beeltern familiäre Beziehungen mit, doch ist die Beziehung zu den Eltern abgelöst durch die Beziehungen zu den «Geschwistern» in der Gruppe. Das Besondere am Begleitmodell besteht in dem Umstand, daß aus der «Geschwistergruppe» eine Solidargemeinschaft entsteht, in der mit Abhängigkeit und Rivalität anders umgegangen wird als in der Eltern-Kind-Beziehung. Verborgene Abhängigkeitsbedürfnisse und Bindungswünsche an die nicht losgelassenen Idealeltern lenkt die Begleitung um auf die Natur. So wird, symbolisch für fehlende Mütterlichkeit, die Mutter Erde konstanter und sicherer sein. Zurückgesetzt-Sein, Hilflosigkeit oder Schwäche können im Geben und Nehmen der Solidargemeinschaft abgefangen werden. Auf diese Möglichkeit machen wir aufmerksam, indem wir auf die Fähigkeit verweisen, selbst etwas zu probieren und die Unterstützung durch die Gruppe anzunehmen.

Da wir Abhängigkeitswünsche zurückweisen, leben wir als Begleiter eine bestimmte Lebenshaltung vor. Wir sind bemüht, selbst gute Modelle im Sinn des Begleitmodells zu sein. Wir haben es mit erwachsenen Menschen zu tun, sprechen sie in ihrer Reife an. Eine reife Person erinnert sich, spürt und beschreibt. Die Begleiteten sorgen unter unserer Anleitung selbst für ihr inneres Kind. Wichtig ist also beim Begleitmodell, daß die Unterstützung nicht elterlich-fürsorgend erfolgt, sondern hauptsächlich durch Feedback und Aufmerksammachen.

Betont vermeiden wir im Begleitmodell ein verfremdendes Vokabular und drücken alles in der Umgangssprache aus. Nicht zu kurz kommen Ironie, Humor, Spiel und Ernst. Bei alledem ist eine anhaltende Aufmerksamkeit für das, was geschieht, erforderlich, wie es für einen Expeditionstrupp, den wir durch schwieriges Gelände begleiten, nicht anders sein kann, wenn wir wohlbehalten ankommen wollen.

Überlegungen zum Aufbau der Begleitung

Die Ausrüstung der Expeditionsteilnehmer reicht allein noch nicht aus, um die begleitende Beziehung vollständig zu etablieren. Sie ist der erste strukturgebende einer Reihe von weiteren Schritten, die zur Sicherung der Kooperation zwischen Begleitern und Gruppe und den Teilnehmern untereinander erforderlich sind.

Als weitere Schritte gehören dazu:

1. Begrüßungsrituale wie Begrüßungstanz, Vorstellung vor der Gruppe mit einem Symbolobjekt und das Blumenritual;
2. vorbereitende Übungen, die Raumwahrnehmung, Stand, Erdung, Bei-Sinnen-Sein, Atmung trainieren;

3. Vertrag auf Gegenseitigkeit, Hilfe zu geben und Hilfe anzunehmen, der durch Symbolgesten bekräftigt wird;
4. Bekanntschaft mit dem Gong schließen durch verschiedene kleine Übungen, wie sie im Transsonanz-Modell geschildert sind;
5. Schutzregeln, die auf verschiedene Art eingeführt werden können
   a) entweder durch Herumgehen im Raum und Phantasieren, was muß ich auf die Expedition mitnehmen
   b) in Kleingruppen herausfinden, was man braucht, und sammeln des Gefundenen im Plenum oder
   c) auf einer Zukunftsreise, in der das Kommende vorgestellt wird und das Schutzbedürfnis gespürt und geäußert werden kann.

Überlegungen zur Ablösung aus der Begleitung

Es wäre denkbar, gegen Abschluß der Gruppe die Begleitung einfach zurückzunehmen und die Ablösung sich selbst zu überlassen. Wenn wir aber wünschen, daß die Erfahrungen abgerundet werden und das neue Skript Bestand hat, empfiehlt es sich, den Abschluß organisch vorzunehmen und zu gestalten. Folgende Schritte sind geeignet:

1. Abschlußbilanz mit Rückschau auf das Erlebte.
2. Abschied vom Ort, von der Natur, von den Weggefährten, von den Begleitern und nicht zuletzt Abschied von den Illusionen und Idealen, die sich als Ballast herausgestellt haben.
3. Ausblick auf die Zukunft unter Verwendung des neuen Skripts.
4. Aneignen der nährenden Beziehung zur Natur, des Zugangs zu den Tiefenschichten und schließlich Aneignung

des Bewußtseins, ein schwingender Teil in der Weltschwingung zu sein.
5. Kreistanz zum Abschied, der jedem erlaubt, sich in seine Selbständigkeit zurückzutanzen.

Wieder werden diese Schritte der Ablösung durch Rituale, kreative Medien und Symbole verdichtet und prägnant gemacht.

Zu dem Zeitpunkt, an dem wir uns als Begleiter verabschieden und überflüssig machen müssen, wird auch uns klar, was es heißt, von Weggefährten Abschied zu nehmen, mit denen man ein Stück Leben geteilt hat. Natürlich haben wir viele neue Erfahrungen und Erkenntnisse, sind dankbar für das Gelernte. Eine Mischung von Traurigkeit, Gelassenheit und Freude über das Geleistete beschäftigt unser Gemüt. Tröstend wirkt die Anerkennung der Teilnehmer für die Kreativität, die uns gemeinsam möglich war, und die liebevollen Bedingungen, die wir einander gewährt haben.

Die Inszenierung

Nach unserer Auffassung bringt die Inszenierung die Realität auf die Weltbühne, auf der wir zu Mitspielern werden. Die Handlung entfaltet sich durch den dramaturgischen Aufbau als eine in Szene gesetzte erfrischende Lebensentwicklung der Teilnehmenden. Inszenierung ist für uns der Rahmen, Neues auszuprobieren, was bisher nicht erlebt wurde, oder Altes, das schiefgegangen ist, neu zu beleben. Dieses Wiederholen unter abgesicherten Bedingungen entpuppt sich als große Chance, es dieses Mal *richtig* zu machen, also sich von Kopf bis Fuß dafür einzusetzen, daß es gelingt.

Für die Dramaturgie ergeben sich wichtige Aufgaben auf

verschiedenen Ebenen, die man nicht aus den Augen verlieren darf. Wir achten zum einen auf den klar abgesteckten Weg und ein eindeutig umschriebenes Ziel, das den eigenen Wünschen entgegenkommt. Zum anderen müssen die Rollen klar verteilt sein, so daß aus der Sicherheit der übernommenen Rolle ein Freiraum entsteht. Dieser ist erforderlich für das spontane Nutzen von Fähigkeiten und Kompetenzen, die man entweder bei sich nicht kennt oder die man bei sich vermutet, aber noch nie den Mut gefunden hat, sie auszuprobieren. Inszenierungen werden zu einer Quelle neuen Verhaltens, eine schnell vertraute Heimat, die zu neuer Entschiedenheit, Klarheit und zu einem neuen Lebensversuch verhilft. Wer lernt, sich in einer Inszenierung in rollengebundener Spontaneität zu bewegen, fördert sein Vertrauen in die Bewältigung von Unvorhergesehenem.

Teilnehmer der Inszenierung verlassen sich sozusagen auf den «sechsten Sinn» des szenischen Verstehens, das weniger sprachgebunden und damit ganzheitlicher ist. Wir sind als Menschen – über alle sprachliche Kommunikation hinaus – in Szenen eingebunden, in denen wir Rollen zugewiesen bekommen und übernehmen, die uns leider oft überfordern, unterfordern oder sonst irgendwie nicht zu uns passen. Diese Rollen prägen uns, zwingen uns in starre Verhaltens- und Erlebnismuster. Unsere Inszenierungen erlauben es, in ihrem sicheren Rahmen neue Verhaltensmuster zu übernehmen und auszuprobieren, so daß wir uns ein reiches Rollen- und Gefühlsrepertoire wieder- oder sogar neu erobern. Wir erleben uns abwechselnd in der Rolle des Handelnden, des Leidenden, des Führenden, des Folgenden, des Begeisterten, des Wütenden usw., was uns sowohl verlebendigt als auch in Kontakt mit uns selbst und mit den anderen bringt. Der Wechsel von einer zur anderen dieser verschiedenen Rollen läßt uns Sinnzusammenhänge begreifen, die mit unserer Geschichte und mit der aktuellen Lebenssituation zu tun haben, obwohl wir *nur* Mitspielende sind. Das szenische Verstehen, das uns im Ablauf des Spiels die Orientierung ermöglicht, läßt uns die Angebote der Inszenierung, die so vielseitig sind wie das Leben selbst, sinnvoll verarbeiten.

Wir sorgen dafür, daß die Gruppe vorbereitet in die Inszenierung geht. Anstelle von Kostümen statten wir uns aus mit dem *Voll-bei-Sinnen-Sein*. Die Sinneswahrnehmung wird durch vorangehende Übungen in Hochform gebracht, damit jeder spürt und weiß, was er oder sie will oder nicht möchte. Wir beachten besonders die mitfühlende Bezogenheit auf die anderen Mitspieler und auf die Umgebung, in der das Ganze stattfindet, d. h. auf den Raum oder auf die Landschaft.

Jeder genießt den Schutz der eigenen Rolle, erkennt sich im Lebensspiel wieder, findet Bestätigung als die Person, als die man in der Rolle erlebt wird. Eine gelungene Dramaturgie macht lebendig und fördert ungezwungene Reaktionen. Zudem nimmt sie Rücksicht auf die Möglichkeiten des einzelnen, erlaubt jedem, sich seinen Platz zu suchen und sich nach seiner Neigung einzubringen. Dem Reiz, der von der Rolle ausgeht, kann man kaum widerstehen. In ihrem Schutz kann man sich individueller Einengung entledigen. Außerdem läßt sie trotz klarer Grenzen den Freiraum für Grenzüberschreitungen und Chaosmomente, ohne daß man in Gefahr gerät, sich zu verlieren, wenn man zu neuen Äußerungsformen und Fähigkeiten durchdringen möchte.

Welche Freiheit haben die Teilnehmer während der Inszenierung? Sie können ihre Beteiligung oder Rollenidentifikation variieren. Sie können Fehler machen, ohne den

Verlauf zu stören, weil die Szene als Struktur weiterträgt. Sie können nach Belieben ein- und aussteigen. Dies ist wichtig für jene Momente, in denen aufwühlende Gefühle sie überfluten und sie im Zusammenspiel und durch die Unterstützung der anderen Teilnehmer aufgefangen und weitergetragen werden.

Die Funktionen der Begleitung sind vielfältig, aber klar umrissen. Die Begleiter weisen an, moderieren, ziehen sich zurück im Vertrauen, daß die Entwicklung von allein ihren Weg nimmt, greifen direktiv ein, wenn etwas zu korrigieren ist. Bei all diesen einzelnen Handlungsmöglichkeiten leitet uns das Bild eines Moderators, der allseitig wach und bei Sinnen ist und der Selbstregulation der Beteiligten vertraut. Thematisch führen die Begleiter Fäden zusammen, verdichten Erfahrungen, eröffnen neue Erfahrungsräume und lassen Bedeutung wachsen. Unsere Aufgabe ist erst beendet, wenn die wesentlichen Eindrücke zusammengefaßt und verstanden sind, so daß das szenische und das rationale Verstehen einander ergänzen und zu einer lebenspraktischen Einsicht werden.

Ohne die Elemente, die wir in den Inszenierungen miteinander verweben, können wir uns die verlebendigende Entwicklung kaum vorstellen. Die Inszenierung allein macht es noch nicht. Die Bühne der Natur wie der intim ausgestattete Raum, die kreativen Medien, die Symbolobjekte, die Rituale, die Dramaturgie müssen hinzukommen. Und, nicht zu vergessen, der faszinierende Gong, der mit seinen Schwingungen das Geschehen intensiviert und besonders prägnant macht.

Die Schutzregeln

Wir gehen davon aus, daß ihr im vollen Besitz eurer Fähigkeiten hier seid. Jede und jeder von euch nimmt wahr. Du erwägst, du entscheidest. Wie fähig mußt du sein, um dieses Seminar überhaupt mitzumachen! Wir bauen stark darauf, daß ihr eure Fähigkeiten einsetzt. Wir möchten, daß ihr prüft, was euch bekommt und was nicht. An unser Vertrauen in euch werden wir euch ab und zu erinnern, wenn wir glauben, daß ihr euch zu wenig auf euch verlaßt. Es gibt etwas wie den Traum vom idealen Therapeuten. Wir könnten uns bemühen, nach Kräften ideal zu sein, doch unser Scheitern wäre schon vorprogrammiert. So ist jeder von euch hier mit dem, was er kann, und jeder macht das, was er kann. Im Kontakt mit euch und mit der Umgebung braucht ihr nicht auf das zurückzugreifen, was euch schwach macht, auf das Warten, das Jammern und Klagen wie ein Kind. Bei allen Angeboten, den Szenen, den symbolischen Orten, bei den Übungen und den Ritualen können euch Schutzgebote nützlich sein.

1. Bleibt bei Sinnen. Eure Selbstregulation ist ein Auffangnetz. Ein Mensch, der bei Sinnen ist, weiß, was er möchte und nicht möchte, er tut, was ihm paßt. Er kann nie in Schwierigkeiten geraten, weil ihm die Selbstregulation zur Verfügung steht. Somit kann er vertrauen, daß es eine Entwicklung gibt.

2. Laßt euch, wie ihr seid. Gegen eure drängenden oder sanften Wünsche, euch zu etwas anderem zu machen, gibt es ein schützendes Rezept. Laßt euch von euch selbst und von anderen nicht unter Druck bringen, anders zu sein. So

wie ihr seid, ist es gut genug. Ihr arbeitet mit dem, was ihr mitbringt, erfahrt euch mit euern «Macken». Ihr tut etwas mit ihnen, gelangt woandershin, sie erhalten eine andere Wertigkeit, wenn sie weniger störend wirken. In den Fehlern steckt eure Kreativität, denn es war einmal lebensnotwendig, sie zu erfinden. Sie sind in euerm Leben für etwas gut, und es wäre schade, sie unüberlegt loswerden zu wollen.

3. Auf unserem Weg sind wir ebenbürtig miteinander verbunden. Daraus wird eine Stärke aus uns hervorgehen, die wir als Tragende gewähren und als Getragene in Anspruch nehmen. Auf unserem Weg sind wir mit der Erde, untereinander und mit dem Gong verbunden.

4. Finde deinen Ausdruck. Die Schwingung hat etwas an sich, das von uns weggeht und zu uns zurückkehrt. Wenn sie kurz ist, wird sie vielleicht als etwas Ruhendes empfunden. Dauert sie länger, bemerken wir, daß sie uns irgendwohin und wieder zurück trägt. Neben unserer Schwingungsfähigkeit brauchen wir ein Bewußtsein für den Kreislauf von Eindruck und Ausdruck. Wenn uns etwas beeindruckt und wir lassen es in uns ruhen, wird es verkümmern, weil wir es verstummen lassen. Es wird uns sogar hindern, künftig den Ausdruck zu finden. Wenn wir das lange genug machen, verliert sich mit der Ausdruckskraft auch die Lebendigkeit. Es bildet sich ein Stau im Innern. Wenn wir gesund und lebendig bleiben wollen, muß es einen ungehemmten Kreislauf von Eindruck und Ausdruck geben. Selten haben wir das Glück gehabt, uns diesen Kreislauf zu erhalten und ihn zu stärken. Meistens haben wir viele Verhaltensweisen erlernt, um uns zu bremsen und zurückzunehmen. Unver-

meidlich verringern wir damit die Fülle unserer Fähigkeiten. Der ungehinderte Kreislauf von berührendem Eindruck und vollständigem Ausdruck dagegen ist Lebendigkeit.

Die Rituale

Selten denken wir darüber nach, wo wir im Leben überall Ritualen begegnen. Das Schütteln der Hände zur Begrüßung, das Zu-Bett-Bringen der Kinder, der Ablauf einer Konferenz haben rituellen Charakter. Im Umgang miteinander werden seit jeher Rituale verwendet, weil sie einen wichtigen Dienst für das reibungslose Zusammenleben leisten. Sie vermögen zu beruhigen, anzuleiten und zu kanalisieren, was ohne sie zu unübersichtlich und unsicher erscheint.

An Beispielen aus den Seminaren wird das Gesagte besser verständlich. In den Ritualen legen wir Wert auf die Steigerung von Kontakt und Verbundenheit. Im Salzritual zu Beginn begrüßen die Begleiter die Gruppe mit Meersalz. Die Schärfe des Salzes läßt die Leute bei Sinnen sein und symbolisiert das Salz des Lebens ebenso wie das Willkommenheißen eines Gastes. Im dionysischen Ritual schmückt man einander mit Kränzen, die aus Zweigen und Blumen aus der Natur geflochten wurden. Die Teilnehmer setzen einander mit guten Wünschen für das Gelingen des Tages die Kränze auf. In einem weiteren Ritual wird der Granatapfel als ungewöhnliche Geschmackserfahrung und als Zeichen der Fruchtbarkeit in der Runde herumgereicht, während ein Wunsch für die eigene Fruchtbarkeit im Schöpferischen ausgesprochen wird. Im Abschiedsritual erhält jeder einen

Zweig duftendes frisches Basilikum, verbunden mit Empfehlungen für den weiteren verlebendigten Lebensweg.

Schon in der ersten Begegnung mit dem Gong ist das Rituelle ebenfalls von Bedeutung. Wir erlauben nicht, daß die Gongs unreflektiert angeschlagen werden. Die Gongs werden rituell begrüßt, auf ihre Tabuzone wird aufmerksam gemacht. Wir haben immer wieder erfahren, wie diese anfängliche Ordnung zu einem achtungsvollen Umgang mit den Gongs und untereinander anhält.

Im Ritual wird eine Interaktionsgemeinschaft von längerer oder kürzerer Dauer geschaffen. Das Ritual hält einen verdeckten und anonymen Ordnungszusammenhang zwischen den Beteiligten aufrecht. Es gewinnt seine Bedeutung an Stellen, wo es an gefestigten Traditionen fehlt, die eine Ordnung herstellen könnten. In diesem traditionslosen sozialen Raum, einem Spielraum zu freier Handlung, bildet sich durch das Ritual eine klare Struktur, die der Interaktionsgemeinschaft eine scheinbar freischwebende, in sich selbst ruhende Existenz ermöglicht.

Wird das Ritual von einem klaren Ausgangspunkt aus aufgenommen und führt es zu einem vereinbarten Ziel, kann es von allen Beteiligten mitgetragen und mitvollzogen werden, weil es für alle verständlich ist, die Sinne anspricht und das Verhalten anderer genauso wie das eigene kalkulierbar macht. Die Frage, die uns beschäftigt, lautet: Was bieten uns die Rituale für neue Möglichkeiten?

An erster Stelle sind die vielfältigen Formen, sich auszudrücken, zu nennen. Aus der Klarheit und Orientierung, die im Ritual etabliert und gefestigt werden, erhalten die Mitwirkenden eine wohltuende Sicherheit, sich auf ihre Art mitziehen zu lassen oder sich aktiver zu beteiligen. Selbst jene, die sich vielleicht zur Zeit leer oder passiv fühlen, sind eingebunden und wählen die Intensität des Ausdrucks, für die sie sich bereit fühlen. Was sie tun, bleibt faßbar und überschaubar.

Dazu treten die in der Regel tiefen Erfahrungen von Gemeinschaft und Bedeutungsgehalt, die im Vollzug des Rituals auftreten. Sie haben die Eigenschaft, Erlebnisprozesse zu verdichten, d. h. zu vereinfachen, zu verkürzen, zu lenken, zu intensivieren. Sie entlasten von den Erfordernissen der ständig aufmerksamen sozialen Orientierung. Bei den Mitwirkenden entwickelt sich die Lust, an kindliche, plastische, elementare Prozesse nahe zur magischen Welt des Kindes anzuknüpfen und sich mehr selbstregulativen Prozessen zu überlassen.

Die neuen Möglichkeiten der Inszenierung sehen wir also vor allem in den Chancen für Kooperation, Koorientierung, Kokreativität.

Fälle sind denkbar, in denen Rituale sich verselbständigen, ohne an ein fließendes Erleben gebunden zu bleiben. Die Verselbständigung zeigt sich im Starrwerden, in der Entleerung von sinnvollem Inhalt und in der Manipulation durch Rituale, die Erlebnisse «herstellen», Gefühle und Vorstellung vorschreiben.

Verständlicherweise wollen wir jeder Art von Entgleisung aus dem Weg gehen. Gegen die Gefahr der Manipulation sichern wir uns durch das Besprechen der Ausgangssituation, der Zielvorstellungen und des Weges dorthin.

Das Ritual bleibt lebendig, wenn wir uns konsequent am Prozeß orientieren. Damit ist gemeint, wir beziehen die Veränderungen, die sich im Ablauf zeigen, direkt in die weitere Inszenierung des Rituals ein. Wir sorgen als Inszenierende durch kleine Eingriffe für einen reibungslosen Ablauf. So können weder Starrheit noch Automatisierung entstehen.

Für die Prozeßorientierung ist es wichtig, vier Punkte im Auge zu behalten:

Das Ritual bleibt *an den Augenblick* gebunden, es artikuliert stets Übergänge.

Es bezieht sich auf einen *sinnvollen Inhalt* und paßt sich dem Verlauf der Inszenierung an und ist im Anspruch allgemeingültig und lebensnah.

Die *Sinne sind angesprochen.*

Die Teilnahme ist *freiwillig.*

Die Mitwirkenden von Ritualen berichten von verminderter Aufregung, Unsicherheit und Angst. Sie erfahren die Gewißheit, nicht verlorenzugehen, da sie in Kontakt mit den anderen bleiben. Fühlenkönnen und Handeln erscheinen einfach, indem man sich mitwirkend und zugehörig erlebt.

Im (vierten) Kapitel, «Beispiele aus der Gongwerkstatt», werden rituelle Handlungen beschrieben, die geeignet sind, das Geschehen zu einer plastischen und eindringlichen Ganzheitserfahrung zu machen.

Die kreativen Medien

Jedem Menschen steht eine Fülle von Ausdrucksmöglichkeiten zur Verfügung: Mimik, Gestik, Bewegung, Pantomime, Laute, Gesang, Sprache und Materialien. Unser Leib ist ein totales Sinnes- und Ausdrucksorgan, einerseits ausgestattet, um Eindrücke von außen und von innen zu empfangen, andererseits um das Erinnerte und das Spontane zum Ausdruck zu bringen. Wir empfinden uns schöpferisch, wenn wir gegebene Dinge zusammenbringen und durch neue Aktivitäten weiterentwickeln. Kreativ verbinden wir das Alte mit dem Neuen, das Eigene mit dem Fremden, das Phantastische mit dem Realen zu neuen Konfigurationen.

1. Flüchtige Eindrücke festhalten

Unter kreativen Medien verstehen wir Materialien, mit denen wir etwas Erlebtes zum Ausdruck bringen, für das wir im Zuge unserer Selbstentfaltung nach einer passenden Form suchen. Mit Hilfe der kreativen Medien dringen wir in wenig beachtete, ja unbekannte Erlebnisbereiche vor, für deren feinste Empfindungen und flüchtige Eindrücke wir nach einer vorübergehenden oder auch endgültigen Ausdrucksform suchen. Das gestaltete Produkt, sichtbar, hörbar, spürbar, zeugt von dem Flüchtigen, das uns, nach außen übersetzt, gegenübertritt und zur Auseinandersetzung einlädt. Meist handelt es sich um Ausdrucksversuche, für die es das rechte Bild, das rechte Wort noch nicht gibt. Der einzelne findet zu seiner Erleichterung eine Darstellungsebene für Unsagbares, Unverstehbares und Unvorstellbares und macht es seinem Begreifen zugänglich. Für die Selbstentfaltung des Menschen ist es wesentlich, ein Vehikel für unbewußte Strebungen zu besitzen, ohne dessen besondere Hilfe er keine Formung, keine Gestaltung zustande brächte.

2. Symbolisierung

Kreative Medien und Symbolisierungsprozesse verlaufen Hand in Hand. Wir schlagen der Gruppe beispielsweise vor, einen im Berghang gefundenen Stein mit Bedeutung und Wirkung aufzufüllen, indem wir einige Fragen stellen: «Was verbindest du mit dem Stein?» «Was hat ein Stein mit dir zu tun, der dunkel, hart und eckig ist, oder einer, der abgeschliffen, bunt und warm ist?» Mit dem Versuch zu antworten beginnen die Befragten einen Symbolisierungsprozeß, in welchem das Außenobjekt zum Symbol der Innenwelt wird. Jedes Objekt, zu dem ein derartiger Bedeutungszusammenhang hergestellt wird, wird so zu einem Symbol.

Wir unterscheiden universale Symbole, die von vielen Menschen geteilt werden, von den persönlichen Symbolen. Wenn wir der Gruppe vorschlagen, mit dem Gong etwas anzufangen, treten sowohl persönliche wie universale Symbole (Spiegel, Sonne, Lebensbaum, Wasser, Berg usw.) hervor. Symbole ermöglichen es, innere Erfahrungen in einem Bild der Außenwelt auszudrücken: ein explosiv angelegter, aber stark gehemmter Mann malt einen erloschenen Vulkan; eine junge, sich in ihrer Partnerschaft beengt fühlende Frau malt sich selbst in einem Käfig. Wir brauchen also Kenntnisse über die symbolische Verschlüsselung und Entschlüsselung, um sinnvoll mit kreativen Medien arbeiten zu können.

Für uns ist der Gong der König der kreativen Medien, der allzu lange warten mußte, um seinen Platz unter ihnen einzunehmen. Das ist um so weniger zu begreifen, als er ein hohes evokatives Potential für Symbolisierungsprozesse besitzt und in enger Verwandtschaft zu allen übrigen, schon längst eingesetzten kreativen Medien steht. Denken wir nur an den Raum, der unmittelbar mit dem Klangerlebnis entfaltet wird. Denken wir an seine mobilisierende Kraft für Körperresonanz und Imagination. Leicht und fließend finden die Hörer Übergänge vom Gongerleben zu körpersprachlichen, tänzerischen, pantomimischen Ausdrucksformen oder zur bildhaften Darstellung. Der mühelose Übergang vom Klang ins Poetische vollzieht sich durch die Melodik des Gongs, die auch der Sprachmelodie unterliegt. Grundlage für das Wechseln von einem zum andern kreativen Medium bilden die vom Gong besonders angeregten

Synästhesien, das vermischte Angesprochen-Sein der Sinne. Ich erlebe den Klang als Bild, ein Bild wird zum Klang, ein Klang wird zu Bewegung. Die Sinne funktionieren gleichzeitig und sich ineinander übersetzend.

3. Andere verwendete kreative Medien

Zusammen mit dem Gong haben sich folgende Medien bewährt: verschiedene Klanginstrumente (Lyra, Schalengong, Klangröhren, Monochord, Trommeln, Flöten, mitgebrachte und selbstgebastelte Instrumente), Bewegung, Tanz, Pantomime sowie Stimme, Schreiben und Malen. So können wir mit der Lyra oder den Klangröhren längere Phantasiereisen untermalen, mit dem Monochord meditative Zustände erreichen, mit den Rhythmen der Trommeln Sicherheit und Kraft geben. Vom Gong ausgelöste Körperresonanzen werden in Bewegung und Pantomine weiter ausgearbeitet oder stimmlich ausgedrückt. Das Malen und Schreiben setzt nach intensiven Gongerlebnissen ein. In der folgenden Stille entwickeln sich Phantasien und intensive Erlebnisprozesse, für die das Malen und das Schreiben Auffangbecken bilden. Die Teilnehmerinnen und Teilnehmer zeigen sich mit ihren Produkten, sprechen miteinander und werden angeleitet, Angedeutetes zu verdeutlichen und Unfaßbares faßbarer zu machen. Stufenweise wird die Brücke geschlagen zwischen Unbewußtem und Bewußtem.

Mit dem Einsatz der zusätzlichen kreativen Medien finden wir eine Lösung für ein häufig auftretendes Problem mit dem Gong, dem Steckenbleiben im rein Sensuellen. Aber was haben wir vom großen Erlebnis, das sich weder benennen noch einordnen läßt? Der Selbstentfaltungsprozeß stockt, wenn nicht sogar eine Art Unersättlichkeit entsteht, im Klang zu baden. Damit wird verständlich, wie wichtig es ist, den Umwandlungsprozeß der Gongarbeit durch die Qualitäten der kreativen Medien abzurunden.

4. Wechsel zwischen den Medien

In der Verbindung des Gongs mit anderen kreativen Medien ist uns mehrfach aufgefallen, daß das Klangerlebnis zwar tief war, die Eindrücke aber, die mit Hilfe der kreativen Medien eingefangen werden sollten, nicht zu der Klarheit führten, die wir brauchen, um das Erlebte zu verstehen. Der Ausdruck blieb stecken, wir kamen in dem gegebenen Medium nicht weiter. Uns wurde klar, manche spüren im Stekkenbleiben ihr Widerstreben oder sind geängstigt, unsicher, ratlos, weil sie annehmen, es könne möglicherweise mehr ausgelöst werden, als sie für zuträglich halten. Davon unabhängig entstehen auch Situationen, wo der Kontakt zum gewählten Medium sich nicht einstellen will, und es wird trotz guter Motivation nichts erlebt.

Also versuchen wir, ob der Wechsel zu einem anderen Medium den Ausdrucksprozeß in Gang hält. Schauen wir uns ein Beispiel für lösende intermediale Wechsel an. Bei einer Bewegungsübung spielt ein Teilnehmer den Gong, und die Gruppe bewegt sich. Der Gong wird variabel gespielt, so daß die Klänge einmal laut, einmal leise und der Rhythmus abwechselnd schnell und langsam ist. Die Gruppe drückt die Veränderungen in freier Bewegung im Raum aus. Bei Jochen fällt uns auf, daß er bei lauten Klängen stark in seinem Ausdruck von der Gruppe abweicht. Was ist mit ihm los? Die lauten Klänge veranlassen ihn, sich nicht wie die anderen auszuweiten und stärker zu bewegen, sondern seine Bewegungen werden kümmerlicher, bis er sich schließlich bei den lauteren Klängen äußerst wenig bewegt. Für sein Verhalten hat er keine Erklärung, er weiß nicht, wieso er gehemmt ist. Wir arbeiten einzeln mit ihm in der Gruppe weiter. Wir überlegen mit ihm gemeinsam, wie wir ihm durch den Wechsel zu einer anderen Ausdrucksform dazu verhelfen können, diese unverständliche Gehemmtheit weiter zu erforschen. Auf unseren Vorschlag, das zu malen, was ihn hemmt, geht er sofort ein. Während er in sich hineinspürt und zu malen beginnt, übernehmen die anderen Teilnehmer die Aufgabe, ebenfalls aufzumalen, was sie bei Jochen vorher mitbekommen hatten. Nach einigen Minuten konzentrierter Malaktion zeigt Jochen sein Bild. Man kann darin leicht einen Käfig erkennen, in dem sich etwas bewegt und nicht herauskann. Die gemalten Eindrücke der Gruppe zeigen Verwandtes. Wir kommen ins Gespräch. Aber auch jetzt weiß er noch nichts mit dem Phänomen Hemmung anzufangen. Wir gehen über zum nächsten Medium, dem Schreiben, das, wie wir wissen, nicht so tief führt wie Bewegung und Malen. Wir schlagen ihm dies vor, weil wir glauben, es könnte zuviel Chaotisches dahinterstecken, vor dem er zu Recht Angst hat. Das Schreiben soll ihm Erleichterung und Sicherung vermitteln. Unser Vorschlag lautet nun: Versetze dich in die Lage, als ob du in diesem geschlossenen Gebilde wärst. Spüre dich, laß deine Gedanken kommen, und schreibe sie dann in wenigen Zeilen auf die Rückseite deiner Zeichnung. Die Gruppe schreibt ebenfalls auf, was zu den jeweiligen eigenen Bildern paßt, während der Gongspieler von vorhin den Gong in seinen leisen Klängen teppichartig zur Unterstützung anspielt. Jochen hat seine Zeilen fertig geschrieben. Er liest sie leise vor sich hin, wir können ihn kaum verstehen: Bleib sitzen, und rühr dich nicht. Wenn du nicht ruhig bist, bist du böse. Werd ja nicht laut, sonst lieben wir dich nicht. Im Gespräch mit uns und der Gruppe erkennt er die Situation aus seiner Kindheit, als die Familie in einem kleinen Appartement zusammengepfercht wohnte, beide Eltern abgearbeitet, Angst vor den Nachbarn, die oft geklopft hatten, wenn es zu laut wurde. Wieder ein Wechsel. Wir schlagen Jochen vor, die verbotenen Bewegungen und Laute zu probieren, wobei die Gruppe mit Summen und der Gong mit seinem Klingen ihm die stärkende Getragenheit geben. Langsam wächst er mit der schwellenden Lautstärke des Gongs in die ausladenden Bewegungen hinein. Als er um sich blickt, fängt er die bewundernden Blicke der Gruppe auf und ist überrascht, am Ende sogar Applaus zu erhalten. Er bestätigt uns, er habe ein gutes Gefühl und habe etwas getan, was er bisher nicht gewagt hatte.

Wir sehen hier den Wechsel vom Gong zur Bewegung, wie das in der von uns angebotenen Übung schon vorgesehen, aber für Jochen nicht durchführbar war. Jochen ging heilsame Umwege, die ihn in seiner Selbstentdeckung stärkten, über den Gong, die Bewegung, das Malen, das Schreiben zurück zur Bewegung und zum Gong mit zunehmender Prägnanz. Dieses Beispiel ist zugegebenermaßen komplex. Wir möchten an dieser Stelle anmerken, daß Quergänge wie der beschriebene erstens therapeutisches Können und zweitens ein tiefes Wissen um die Wirkung der Medien voraussetzen.

Kapitel III

Innovativer Einsatz des Gongs

Bühne frei für die Begegnung mit dem Gong

Wenn der Gong in Erscheinung tritt, dann selbstverständlich doppelt erhöht, auf seinem Ständer und dieser auf einem Podest. Er ist ein Akteur, der gerne glänzt. Der Aufmerksamkeit seines Publikums ist er sich sicher. Zweifellos unterscheidet er sich drastisch von normalen Musikinstrumenten, und so ist es verständlich, daß er bei seinem Auftritt auf der Bühne sofort als etwas Besonderes erkannt wird und dementsprechend die Hauptrolle beansprucht. Die wird ihm gewöhnlich widerspruchslos zuerkannt, denn wer wie er aus seiner Mitte klingt, hat es nicht schwer, seinem Anspruch mit einem lauten Gongklang Nachdruck zu verleihen. Gierig bezieht er sich auf alles, was ihn umgibt, strahlend, überzeugend, mitreißend. Kein Wunder, daß er die Hörer in seinen Bann zieht und ihnen Respekt einflößt. Mit eben diesen Mitteln hat er auch uns in seinen Bann gezogen, was wir uns ohne großen Widerstand gefallen ließen. Gern haben wir ihm die Bühne vorbereitet, sei es in einem Saal, sei es unter einer uralten Platane oder am Meeresstrand. Gern haben wir ihm den beanspruchten Platz eingeräumt. Und wir müssen zugeben, er hat es uns stets reich gedankt. Laden wir den Gong ein, seine Hauptrolle auf unserer Bühne zu spielen, und spitzen wir die Ohren.
    Bühne frei für die Begegnung mit dem Gong!

Inszenierung im Raum

Dem Gong in einem geschlossenen Raum den ihm angemessenen Hintergrund zu geben ist nicht so leicht wie auf der Naturbühne. Die Naturbühne steht in ihrer reichen Ausstattung zur Verfügung, und wir brauchen uns ihrer nur zu bedienen, während der Raum erst einmal schlicht, kahl und leer wirkt oder, was noch schlimmer ist, vollgestopft ist mit ungeeigneten Dingen.

Der räumliche Hintergrund muß durch unsere Bemühungen eine Bedeutung erhalten. Wir machen den Raum für uns bedeutsam auf zwei Arten:

Wir nehmen ihn mit unseren Sinnen auf, z. B. durch Abgehen seiner Abmessungen, Erkunden seiner Form, seiner Atmosphäre, Abklopfen und Erspüren der Wände und des Inventars usw. Durch diese klare Wahrnehmung wird uns bewußt, daß es sich um diesen Raum handelt und nicht um einen anderen, den wir vielleicht gewünscht hätten. Das Einverständnis mit der wahrgenommenen Realität, auch mit den störenden Aspekten darin, verwandelt den architektonischen realen Raum zu einem ideellen Raum der Möglichkeiten, der sich uns erst öffnet, wenn wir aufgehört haben, uns etwas anderes zu wünschen als das, was wir haben.

Nachdem wir den Raum als das angenommen haben, was er ist, gehen wir dazu über, ihn kreativ auszustatten. Dazu eignen sich: Vorstellungen der Teilnehmer, was man in diesem Raum alles unternehmen möchte, Suche nach dem richtigen Platz für den Gong, die Zuordnung aller verfügbaren Gongs zueinander (z.B. Polaritäten nebeneinander oder gegeneinander), Anordnung der kreativen Medien in greifbarer Nähe, Bewegungsübungen, die helfen, den eigenen Platz einzunehmen, und schließlich Bewußtmachen, welche Qualitäten uns der Raum vermittelt.

In einer Raumaneignungsübung gehen wir mit dem Raum einen Dialog ein und lassen ihn zu uns sprechen. Was sagt der Raum? Meistens ist er bereit, Sicherheit, Vertrautheit, Ruhe und Schutz zu geben. Wir haben immer wieder erlebt, wie unvollkommene Räume auf diese Art zu sichernden und tragenden Orten wurden.

Um der Gefahr zu entgehen, daß wahllos auf den Gongs herumgeschlagen wird, was ihre Bedeutung mindern und die Gruppe stören würde, initiieren wir eine kleine rituelle Begegnung mit den Instrumenten. Sie resultiert in Zurückhaltung und Achtung zum klingenden Gegenüber, dem man nichts abverlangt, auf das man sich nicht selbst einlassen möchte. Die Gruppe wartet nun auf die Angebote der Begleiter.

Die räumliche Anordnung und die Anzahl der Gongs werden je nach Thema neu bestimmt. Wir kennen den Wunsch nach starker Stimulation durch Gongs. Oft wird erwartet, daß alle Gongs gleichzeitig vorhanden sind und gespielt werden. Dem setzen wir einen sparsamen Einsatz der Gongs entgegen. Schließlich gehören Gong und Stille zueinander, und prägnante Erfahrungen setzen prägnante Anordnungen voraus.

Inszenierung in der Natur

Wie wird die Natur zur Bühne für den Gong? Sie ist für uns eine Quelle alles Lebendigen, die uns immer zur Verfügung steht. Sie ist reichhaltiger und wirklicher, als eine Theaterbühne es jemals sein kann. Um im Theater etwas zu verlebendigen, bedarf es einer Vorstellung. In der Natur aber findet die Vorstellung des Lebens Tag und Nacht und durch alle Jahreszeiten hindurch statt. Wir brauchen nicht mehr zu tun, als aus dem überreichen Angebot die geeigneten Orte zur geeigneten Zeit auszuwählen. Unsere Wahl wird bestimmt von dem, was wir brauchen, um ein Thema zu vertiefen. Wir verwandeln die Gegebenheiten, die eigentlich für alle offenstehen, zu unserer ganz persönlichen und bedeutsamen Bühne durch vielerlei Wege der Aneignung, bei denen die Sinne die Hauptrolle spielen.

Wir öffnen die Sinne für alles, was uns die Naturbühne bietet, und lassen uns erst einmal dazu verlocken, ihre Besonderheiten achtsam mit den Augen, den Ohren, dem Geruchssinn, der Zunge, der Haut, dem Gleichgewichtssinn aufzunehmen. Überwältigt von dem vielen konzentrieren wir uns nach und nach auf das Wesentliche. Wenn der Regisseur mit dem Bühnenbild eine Szene stellt, weiß ich noch nicht, ob sie wirklich meine eigene wird. Aber hier, nach dem Erkunden und dem Konzentrieren auf das Wesentliche, weiß ich, dies ist meins, ich kann dem Eindruck vertrauen.

Die Aneignung der Naturbühne geschieht auf unterschiedlichen Wegen, die wir im Praxisteil an Beispielen ausführlich beschreiben werden. Hier sei nur gesagt, sie stärken die Verbindung zwischen der Natur und dem einzelnen und bewirken, daß jede Person zu einem zugehörigen Teil dieser Szenerie wird.

Der Gong erhält auf unserer Bühne den zentralen Platz, worin sich alle Koordinaten der Ohren- und Augenaufmerksamkeit kreuzen. Von seinem Standort aus ist er für alle zu sehen und zu hören. Der Weg zu ihm ist für jeden leicht zugänglich, wenn man seine Nähe sucht und ihn berühren möchte. Auch der Gong wechselt die Rollen. Einmal begegnen wir ihm als Signalgeber, um die ausgeschwärmten Teilnehmer zurück an den Versammlungsplatz zu rufen, ein andermal als Spender von Atmosphäre zur Meditation, dann wieder als Gastgeber im Reich der Entspannung oder als treuen Begleiter in die Tiefen der Phantasiewelt und des Schattenbereichs, aber auch als Antreiber für Aktivität oder Anpeitscher für ekstatische Momente. Nicht jeder Gong kann allen diesen Rollen gerecht werden. Deshalb wählen wir unter seinen Klanggeschwistern aus, welches für das anstehende Thema, die jetzige Bühne und das vereinbarte Ziel unserer Arbeit am besten geeignet ist. Unsere Wahl trifft z. B. auf den Erdgong, wenn wir den Kontakt zur Mutter Erde suchen, den Mond- und Wassergong für Weibliches und Fließendes in einer mondbeschienenen Felslandschaft, den Universalgong, wenn wir dem Fels und dem aufgewühlten Meer begegnen.

Auch auf die Gefahr hin, daß wir uns wiederholen, sei abschließend auf einige Punkte hingewiesen, die leicht übersehen werden, aber im Kopf behalten werden sollten, wenn man erfolgreich mit dem Gong Inszenierungen durchführen möchte.

1. Die einzelnen Elemente – Naturumgebung, Menschen, das Thema und die Methoden – bewirken, wenn sie isoliert nebeneinander stehenbleiben, nichts in unserem Sinne. Erst ihre Verwendung in einem sinnvoll erlebten Kontext rechtfertigt die Behauptung: Inszenierung ist alles.

2. In dieser Inszenierung bündelt und verlebendigt der Gong die einzelnen Elemente, unterstützt sie durch die innige Verflechtung in der Anleitung der Begleiter. Erst dadurch kann die Magie der Verbundenheit im gemeinsamen

Schwingen in Erscheinung treten. Wir haben es mit einer existentiellen Grunderfahrung zu tun, in die nichts Entfremdendes einfließen wird, weil uns die Schwingung ihr Maß bereitstellt, in das sie uns aufnimmt.

3. Das Maßvolle, ja Bescheidene wird zusätzlich durch den existentiell-phänomenologisch ausgerichteten Stil der Begleitung aufgenommen. Die Begleiter zeigen lediglich auf, was hier und jetzt offensichtlich ist, wodurch jedem die volle Freiheit belassen bleibt, die Bedeutung des Entdeckten selbständig zu finden.

4. Die Inszenierung mit dem Gong bringt Metaphysisches in eine leibhaftig spürbare Nähe, das Geheimnis wird ahnbar. Dies gibt dem Mythischen den angestammten Platz in unserer geistigen Entwicklung zurück. Viele Menschen bemerken erst in solchen Augenblicken integrierender Wirkung, daß ihnen die Achtung vor dem Geheimnisvollen abhanden gekommen war.

5. In der Klarheit, Übersicht und Intensität, die in der wirkungsvollen Inszenierung der Naturbühne aufkommen, erleben wir unser erweitertes Bewußtsein. Wir überwinden Einschränkungen, die mit der entfremdeten Abgrenzung des Individuums zusammenhängen. Wir drehen uns nicht mehr um uns selbst, sondern erkennen, daß wir in etwas hineingehören, das größer ist als wir selbst und sich rein verstandesmäßig nicht fassen läßt. Die Inszenierung läßt den einzelnen zum Teil eines übergeordneten Ganzen werden, in dessen lebenserhaltende Gesetzmäßigkeiten jeder Mensch eingebettet ist. Wenn wir uns den unerkannten Gesetzmäßigkeiten ohne bewußtes rationales Wissen überlassen und uns ihnen anvertrauen, werden wir uns im Kern

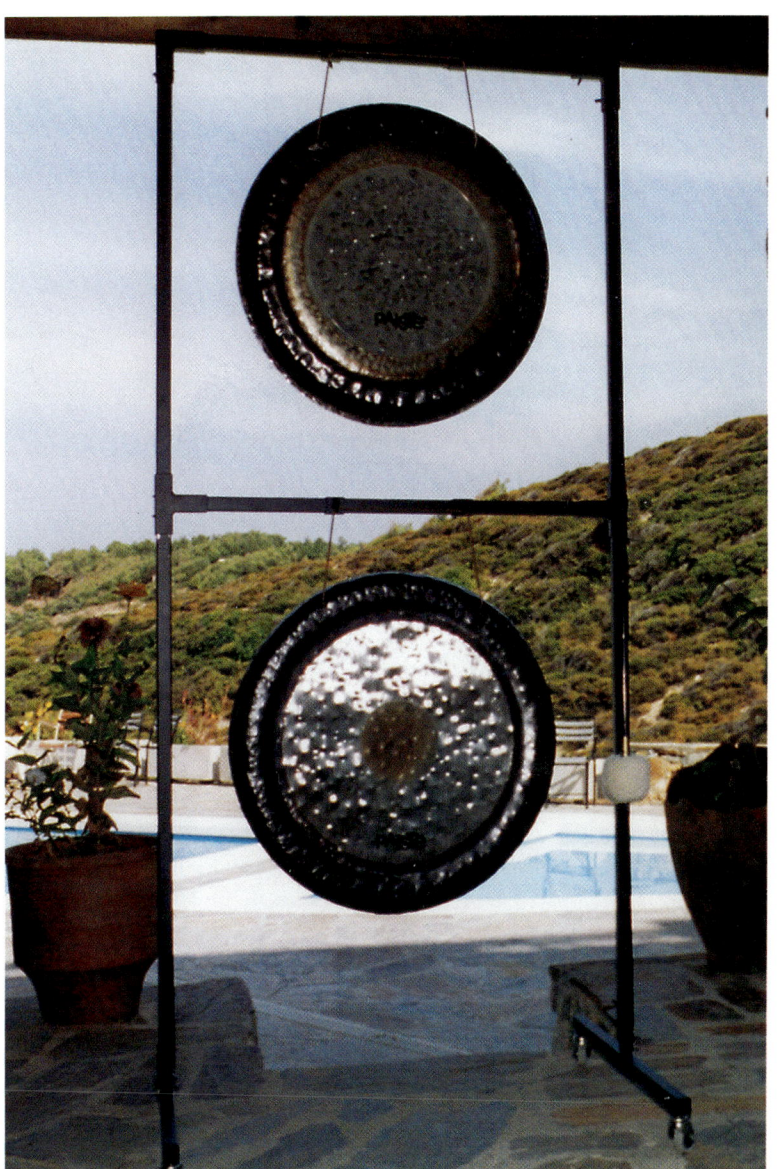

1 *Zwei polare Gongs am Rand des Kraftplatzes erwarten die Gruppe. Sie beanspruchen die ganze Aufmerksamkeit, noch bevor sie erklingen.*

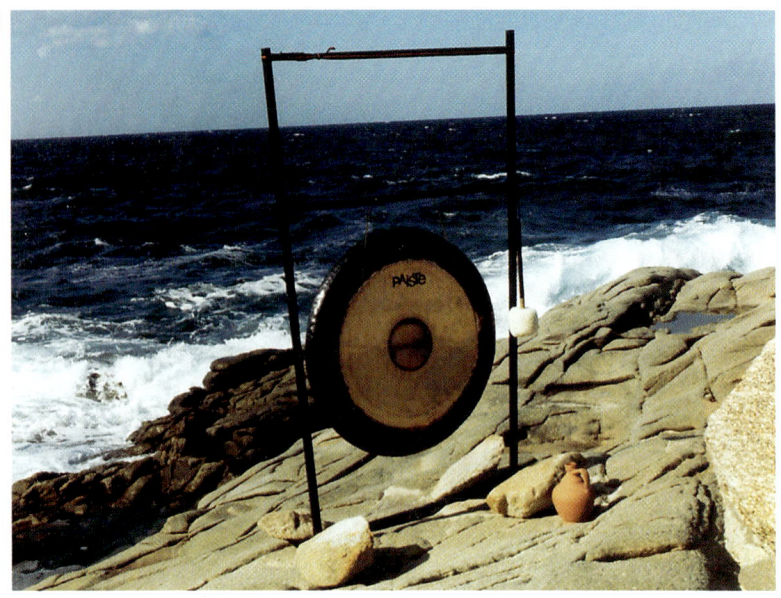

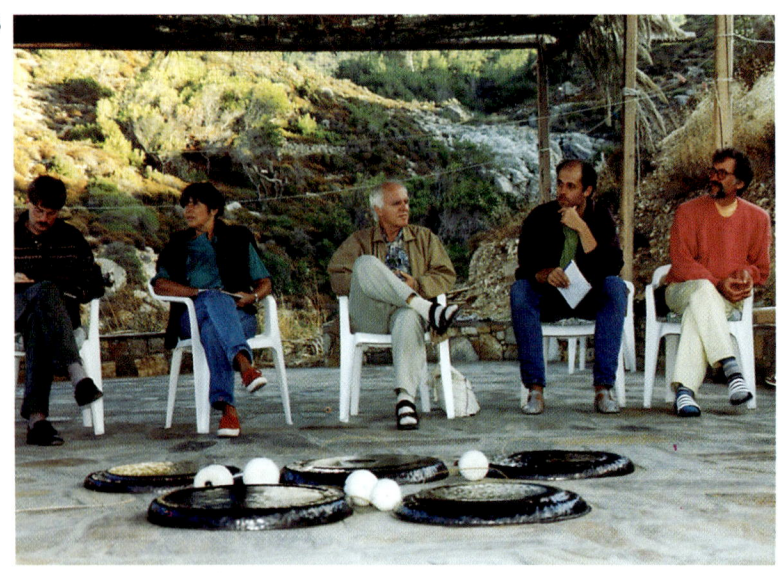

2, 3   Der Klang der Meereswellen mischt sich mit den aufschäumenden Gongklängen, wenn der Symphonic-Gong mit voller Kraft angespielt wird.
Die Gruppe sammelt sich, der Nachmittag ist Klangexperimenten gewidmet.
Nach der Einstimmung werden Kleingruppen je einen Gong nehmen, und die einzelnen suchen ihren eigenen Klang.

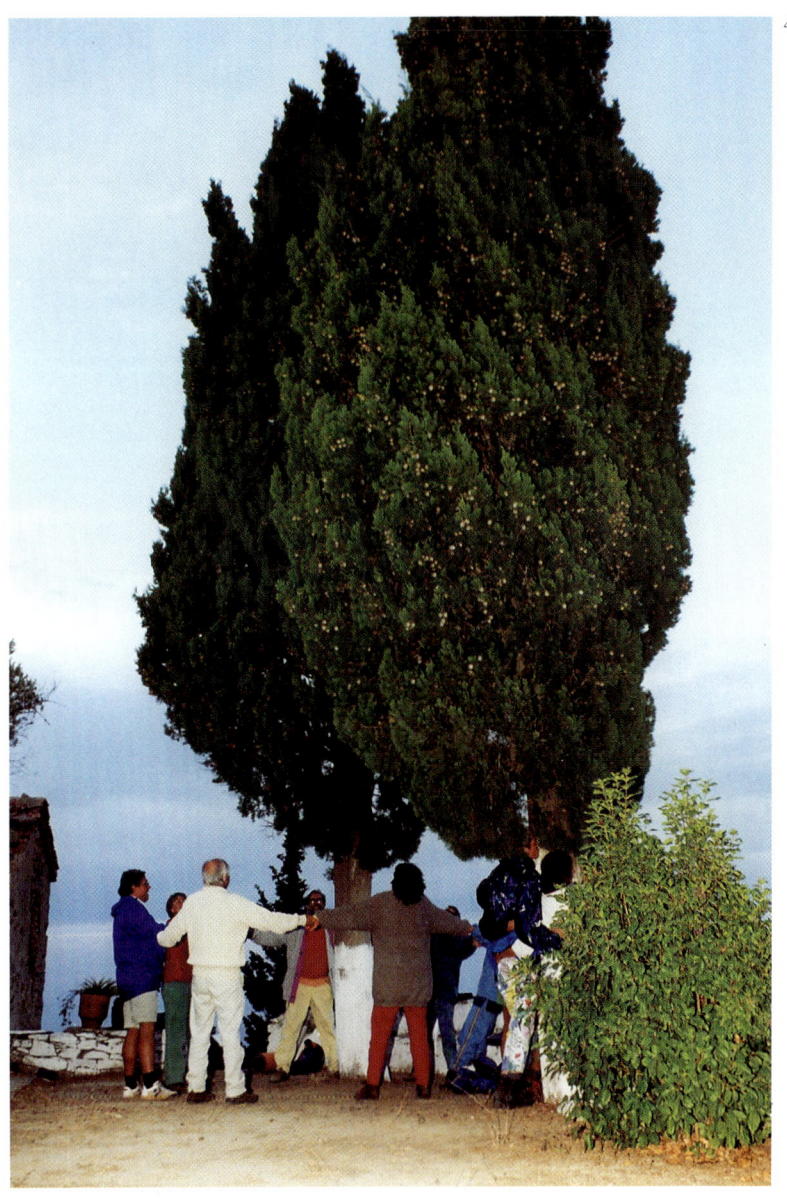

4 Um die aufragenden Zypressen wird nach einem langen Tag zum Thema Aufrichten des Verkrümmten im Innern zur Gongschwingung das Befinden zum Ausdruck gebracht.

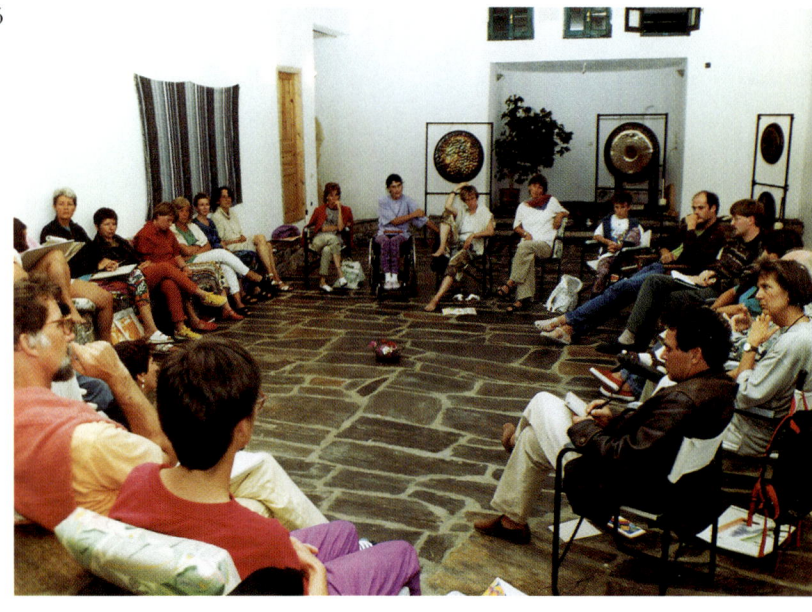

5, 6 *Die Gruppe im Raum zwischen Plaudern und Erwartung der Anfangsrunde.*

Diese Inszenierung im Raum ordnet die Begleiterin dem großen Erdgong und den Begleiter dem Symphonic-Gong zu. Zu den Klängen der Lyra wird der Mythos erzählt.

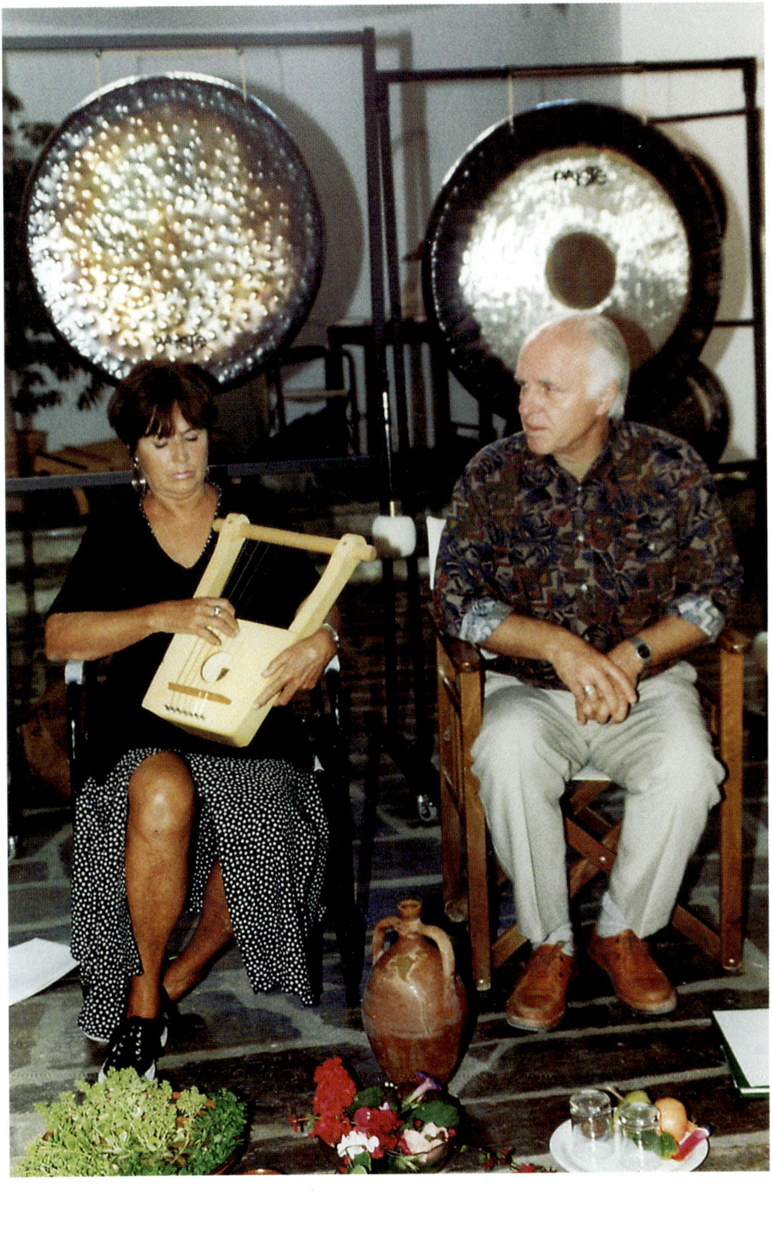

7   Die acht Abschnitte des Transsonanzkreises fassen die Geschehnisse der Tage zusammen; der zentrale Kreis nimmt auf, was aus der Zukunftsreise nach Dodona aufscheint.

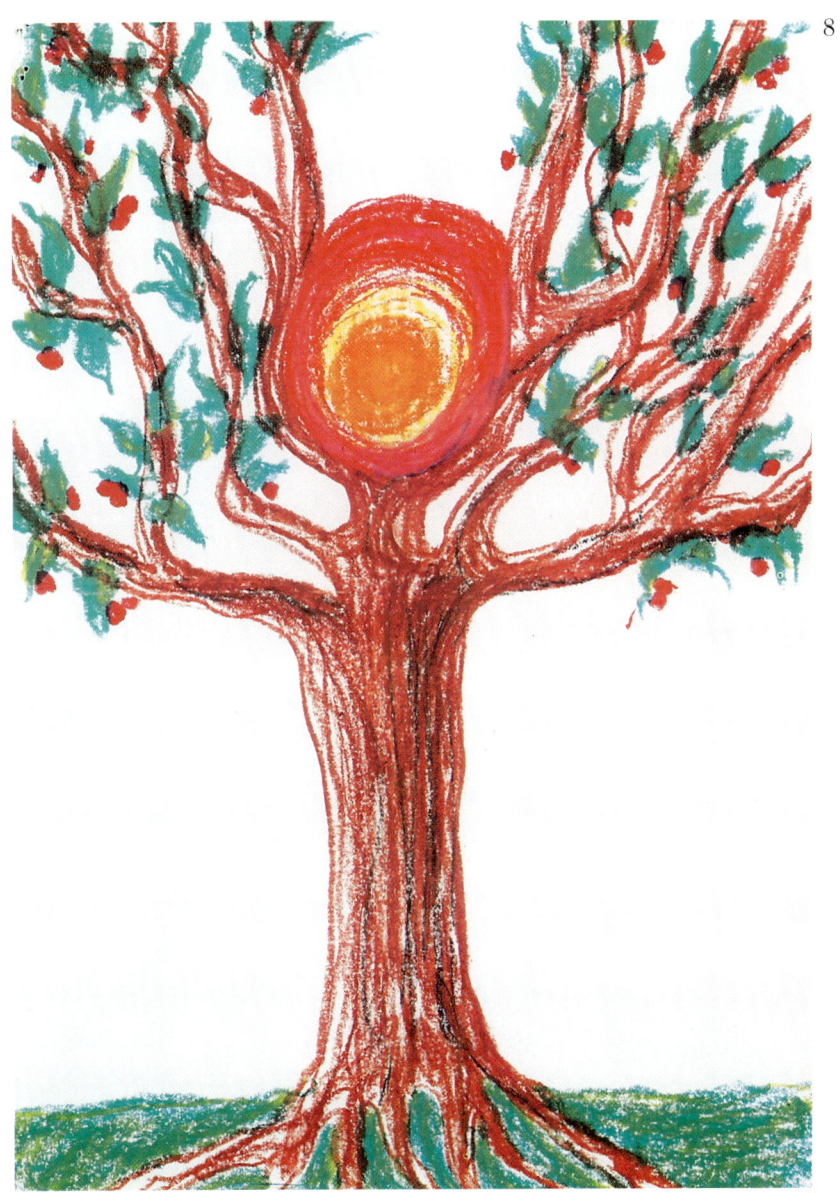

8 *Ein von Zweigen gehaltenes Gongrund, gemalt als Symbol für die Rückkehr ins Leben, mit Standfestigkeit und Lebendigkeit verbunden.*

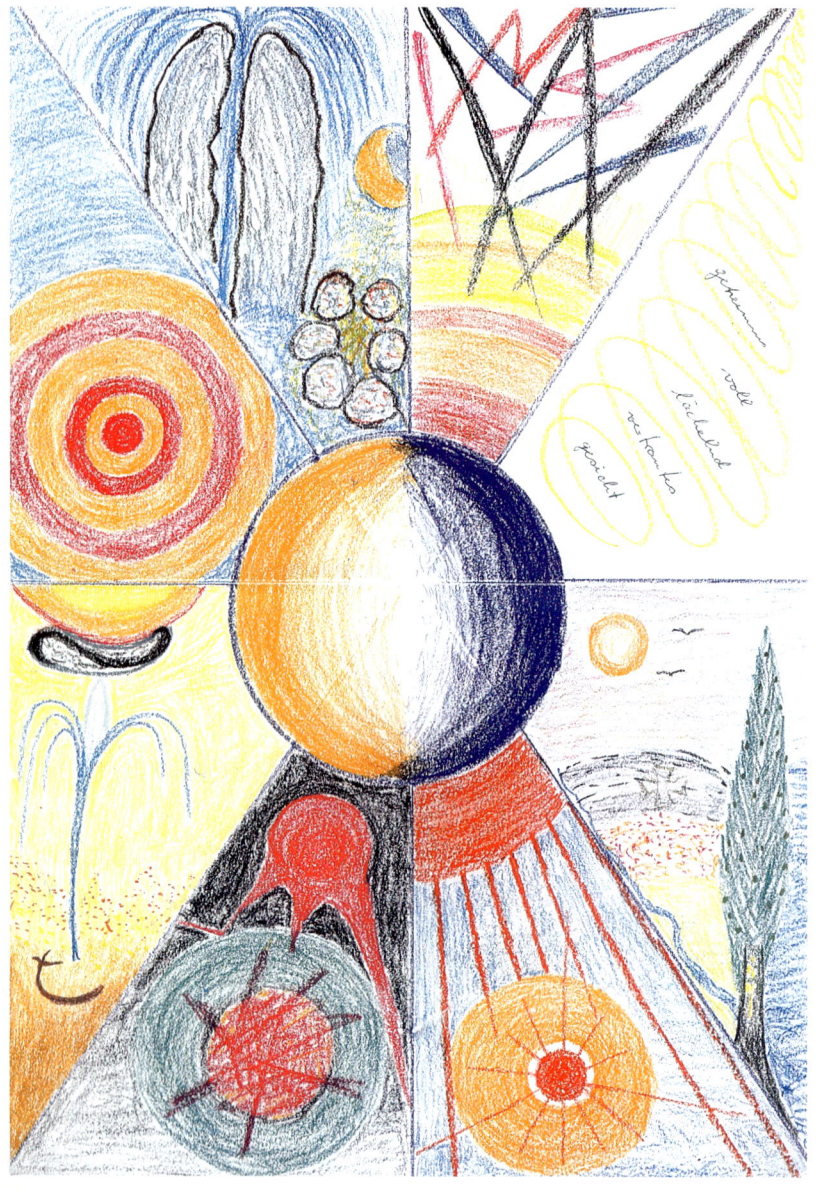

9 *Bildhaftes, Symbolisches und Sprache fangen im Transsonanzkreis auf, was bedeutsam wurde in der Transsonanz und nach Klärung im Dialog drängt.*

erinnern, wie sehr wir dieser Gefühle von Zulassen und Anvertrauen für unsere Entwicklung bedürfen.

Natursymbolik

Unsere Annäherung an die Symbolik der Natur hat eine längere Vorgeschichte. Am Anfang gingen wir rein intuitiv vor, allerdings in Kenntnis der Jungschen Symbollehre. Uns war aufgefallen, wie sehr die Natur uns bei der Begleitung von Menschen unterstützte und sicherte. Mit dem Ziel, diesen Wirkungen weiter nachzugehen, fingen wir an, Bäume, Bergspitzen, Brunnen, Felsen, kleine Seen, das Meer und andere Kraftplätze in der Natur für unsere Gongarbeit zu nützen. Überraschenderweise fanden wir, daß die Ausstrahlung der Kraftplätze nicht abzuhängen schien von ihrer Großartigkeit oder Wucht. Der Tautropfen eines sonnigen Morgens braucht den Vergleich mit der Grandiosität eines Niagarafalls nicht zu scheuen. Auch die kleinen Formen besitzen eine starke symbolische Kraft.

Die Erfahrungen mit der Zypresse ermöglichten uns den Schritt von der Intuition zum methodischen Verständnis. Wir hielten die Zypresse wegen ihres geraden Wuchses für das Thema Verkrümmt-Sein und Sich-Aufrichten geeignet. Es ist ein Thema, das fast jeder von uns durchzuarbeiten hat, wenn er zu sich selbst finden will. Nicht ganz zufällig geriet uns der Kyparissos-Mythos aus der Antike in die Hände, an dem uns die Versteinerung der Tränen und das Sich-wieder-Aufrichten nach dem Schmerz gefielen. Im Verlauf unserer Arbeit erkannten wir die Wichtigkeit der Kombination von Natursymbol, Mythos und Gong mit einem zentralen Thema der Persönlichkeitsentwicklung. Wir kamen zu der

Überzeugung, daß die Natursymbole auf den Kraftplätzen Möglichkeiten von besonderer Bedeutung bieten. Sie befriedigen beispielsweise symbolisch das Bedürfnis nach einer guten und sicheren Beelterung, in der man nachgenährt wird mit einer Ur-Nahrung, die den ungestillten Hunger nach Verbundenheit und Getragen-Sein stillt. Offenbar finden hier Prozesse in leibnaher Bezogenheit statt, in der Fehlendes aufgefüllt und Traumatisches ausgeheilt werden kann. Inmitten der Gemeinschaft der Gruppe entdeckt man durch die Vermittlung des Symbols, daß man nicht allein ist. Man erfährt, daß im Schoß der Mutter Erde viele Kinder Platz haben, ohne von Konkurrenzgefühlen und Anspruchsdenken geplagt zu sein. Nach unserer Auffassung treffen wir in der Begegnung mit Naturplätzen und Naturgegenständen auf eine archetypische Schwingungsdynamik, die auf die Verbindung mit dem Wachbewußtsein zu warten scheint. Öffnet sich der Mensch, wird er ihr transformierendes Kräftespiel erfahren.

Im Umgang mit den Natursymbolen werden wir erfinderisch. Sie werden entweder auf einem besonderen Platz gesammelt und mit Äußerungen der Teilnehmer verbunden, oder wir greifen zu Techniken wie Identifikation oder Rollendialog. Im Kapitel 4 (Beispiele aus der Gongwerkstatt) ist Anschauliches dazu dargestellt.

Erleichtert hat uns die Beobachtung, wie das Konzept der Begleitung auch in der Symbolarbeit trägt und Begleiter wie Teilnehmer vor Idealisierungen und störenden Übertragungen bewahrt. Meistens werden wir als schlichte Zeugen des Geschehens gesehen, wie sich in Nachbesprechungen gezeigt hat. Wir erlebten Dankbarkeit, daß wir die Plätze entdeckt hatten und wachsam und verständnisvoll dabei waren.

Verlebendigte Mythen

Über Jahrtausende haben die Menschen ihre Erfahrung in Bildern, Symbolen und Mythen festgehalten, Erfahrungen, die unbegreiflich oder bedrohlich waren, Ohnmacht oder Angst verursachten. Sie waren gezwungen, Formen für das Unbegreifliche und Unkontrollierbare zu finden, um sich nicht ausgeliefert zu fühlen. Sie verlegten Ursachen für das Weltgeschehen in Orte wie Berge, Felsen, Quellen und in Personen, denen göttliche Macht zugewiesen wurde und von deren Versöhnlichkeit oder Unversöhnlichkeit die Menschen abhingen. Mit ihren Schöpfungen standen die Menschen fortan in einem ambivalenten Verhältnis. Sie schwankten zwischen dem Glauben, dem Unbegreiflichen ausgeliefert zu sein, und jenem, es durch Opfer besänftigen zu können.

Durch die schöpferische Projektion des Unbegreiflichen erhielten die Menschen ein materialisiertes Gegenüber und konnten auf diese Weise mit ihm in Kontakt kommen. Sie eröffneten den Dialog – woraus Erkenntnis, Sicherheit und Neubelebung entstanden –, der in seiner Fortsetzung die kulturelle Entwicklung spiegelt. In den Mythos ist das Potential von Generationen eingewoben, er umfaßt die Lebensweisheit, die Phantasie und das menschliche Sicherheitsbedürfnis.

Im Mythos finden wir eine Kraftquelle verdichteten Lebens. Im Unterschied zum beschreibenden Sprechen handelt es sich bei ihm um verlebendigendes Erzählen. Im Erzählen des Mythos ist auch für uns heutige Menschen noch etwas von der ursprünglichen Aussagekraft spürbar. Erzählt und versteht man ihn richtig, läßt er eine Erlebnisintensität aufsteigen, die zeitlos ist und vor zweitausend Jahren die gleiche Betroffenheit auslöste wie beim heutigen Menschen. Im Erzählen stellen wir nicht alte Zustände wieder her, sondern schaffen mit unseren heutigen Verständnismöglichkeiten Erleben neu. So gesehen sind im Mythos die Möglichkeiten der Verlebendigung des Vergangenen und der Bemächtigung seines Potentials für die Gegenwart vorgegeben.

Wir erlauben uns eine besondere Freiheit in der Gestaltung des Mythos. Im Erzählen verkürzen wir, deuten um, aktualisieren und erweitern den Mythos nach den Erfordernissen unseres Themas. Dieser Freiraum im Umgang mit dem Mythos ist angebracht, weil wir das Abgehobene, Heldenhafte oder Göttliche als Spiegelung des Menschlichen verstehen, und um die Betonung des Menschlichen geht es uns hauptsächlich. Überdies projizieren wir den Mythos in eine Landschaft, so daß zwischen ihm und der Landschaft vielerlei Entsprechungen entstehen.

Wenn wir in der innovativen Gongarbeit Mythen in Anspruch nehmen, haben wir unser Thema und unser Ziel vor Augen. Der überlieferte Mythos wird abgewandelt, damit er ein Gleichnis für unser Thema und für den erwarteten Ausgang bildet. Unser Interesse bei der Verlebendigung der Mythen gilt der Nähe zum Menschlichen und zum Sinnenhaften. Zum Überhöhten nehmen wir eine heilsame Distanz ein, die den Hörern gestattet, sich mit den für sie persönlich bedeutungsvollen Zügen des Mythos zu identifizieren. Diese Identifikation ist die Voraussetzung dafür, das Potential des Mythos voll auszuschöpfen. Die Beteiligten erschaffen ihn neu, indem sie ihn als Agierende hier und jetzt umwandeln.

Gong und Mythos verbinden sich und steigern einander in ihrer verlebendigenden Wirkung. Mit dem Gong wecken wir ein schwingendes, szenisches und symbolisches Verstehen, das sich sowohl im Mythos als auch im Märchen wiederfindet. Im Klang entsteht erneut das Wunderbare, Geheimnisvolle und Unerklärliche. Wir kommen in Berührung mit dem Verwandelnden, das im Klang und im Mythos verborgen ist. Und sehr wichtig: Durch den Gong sind wir leibhaftig angerührt, durch und durch anwesend.

Dionysos-Mythos, um das Verbotene einzubeziehen

Auf einem unserer Ausflüge in eine abgelegene wilde Landschaft begleiten uns zwei polare Gongs und der Dionysos-Mythos. Dionysos ist eine vieldeutige Gestalt, der Mythos hat die Verbindung von Gegensätzen zum Thema. Männliches und Weibliches, Tod und Fruchtbarkeit, Animalisches und Geistiges, die gewöhnlich als unvereinbare Widersprüche gesehen werden, finden im Dionysos-Mythos eine Koexistenz. Seine tiefere Weisheit besteht in der Botschaft, daß wir den Gegensatz nicht ausblenden können, ohne uns dem Unheil und der Leblosigkeit auszuliefern.

Das Dionysische wurde vom Christentum abgewertet. Dionysos geriet zum Trunkenbold Bacchus, bekam Hörner und wurde Vorbild für unser Bild des Teufels. Das Lebendig-Göttliche wurde abgespalten und ausgeschaltet. Noch immer wird das Dionysische gern mit einem Zustand verwechselt, der zu Gesetzlosigkeit, Krankheit, Verrücktheit und Rausch führt, als fordere es einen Sprung in eine andere Einseitigkeit. In der Abspaltung stehen die Gegensätze nicht mehr in einer Spannung und Verbundenheit zueinander. So wird es nicht als Übergang erlebt, in dem man vom Braven ins Wilde, vom Wilden ins Brave wechselt. Die Schwingung zwischen den Polen ist erstorben, Gut und Böse unversöhnlich getrennt.

Wir erzählen den Dionysos-Mythos, um leibhaftig spüren zu lassen, daß es das andere gibt, das einen erfüllen und verbinden kann. Das andere, das Geächtete ist immer schwierig zu erfassen, weil die Menschen es durch die einseitige Polarität meistens nur mit der Vorstellung des Verbotenen wie Asozialität, Krankheit oder Verrückt-Sein assoziieren. Der negative Touch dieses Pols hat das spontane Erleben dieser Gegensätze unmöglich gemacht. Da wir die eine Polarität, das Brave, das Helle, Angepaßte, aus unserer Sozialisation sattsam kennen, wird die Polarität des Übermaßes, des Wilden und Ursprünglichen einbezogen, um sie zu übertreiben. Nachdem beide Polaritäten ausgelebt wurden, finden wir zu einer neuen bereicherten Mitte voller Lebensspannung.

Kyparissos-Mythos, um das Verkrümmte aufzurichten

Wir nehmen den Mythos von Kyparissos, um Verkrümmtes, Verbogenes und Versteinertes zum Bewußtsein zu bringen. Es geht um den traurigen Kyparissos, der sich, untröstlich über den Verlust seiner Liebsten, den Tod wünscht und von den Göttern zuerst in einen Felsen verwandelt wird. Als Fels leidet er unter seiner Tränenlosigkeit. Apollo erbarmt sich seiner und gibt ihm die Gestalt der Zypresse, die von ihm ihren Namen erhält. Die Zypresse ist aufgerichtet, lebt im Rhythmus der Jahreszeiten, wiegt sich im Wind. Kyparissos vermag in seiner Baumgestalt zu trauern und wirft im Spätsommer die Zapfen seiner versteinerten Tränen zu Boden.

Zur Verlebendigung des Mythos wird eine Landschaft mit

Zypressen zur Bühne gemacht, in der der Gong seinen Platz findet und die Inszenierung stattfinden wird. Nach einer Ankunftsmeditation und vorbereitenden Übungen suchen die Teilnehmer in der Natur nach Objekten, die sie in Verbindung mit dem eigenen Verkrümmten, Versteckten, Versteinerten bringen. Nach ihrer Rückkehr legen sie die gefundenen Objekte in die Kreismitte und hören der Erzählung des Mythos unter einer mächtigen Zypresse zu.

Der Gong soll uns als Katalysator für vorhandene verkümmerte oder verbogene Schwingungen dienen. Die Rolle, die ihm diesmal zufällt, besteht darin, Stärkendes, Aufrichtendes, Begleitendes im Für-sich-Sein und Tragendes für die Phantasie bereitzustellen. Sensibilisiert von Gongklängen, gehen die Teilnehmer in Kleingruppen in eine Identifikation mit den Bäumen. Fünfergruppen stehen im Kreis um verschiedene Zypressen, gehen mit Gebärden und Berührungen mit ihnen in Dialog, horchen, was sie ihnen erzählen. In diesem innigen Kontakt bemächtigen sie sich des Umwandlungspotentials, das im Mythos gegeben ist und nun leibhaft erfahren wird. Sie erleben intensiv und bewußt, wie die Zypresse wächst, aufrecht in den Himmel ragt, gut verwurzelt ist, sich elastisch im Wind wiegt. Ihr fortdauerndes Grünen, ihre jährliche Erneuerung, ihre Fruchtbarkeit, ihr Genährt-Sein vom Wohlwollen des Gottes, alles ist Drehpunkt für Phantasien und Erlebnisse. Die Gruppe spürt, wie die Kraft zurückkehrt, sich selbst aufzurichten. Durch ihre wiedergewonnene Geradheit und Kraft werden wir befähigt, die Trauer für das Nichtgelebte und das Verlorene zuzulassen. Neue Lebendigkeit ist durch den Mythos in uns geweckt worden.

Dodona-Orakel, um das Geheimnisvolle in sich zu enträtseln

Wir lassen Mythen und mythische Orte lebendig werden durch Erzählung, Inszenierung, Phantasiereise und Arbeit mit kreativen Medien. In diesem Fall handelt es sich um Dodona, den Ort, zu dem die Menschen der Antike pilgerten. Dorthin kamen Ratsuchende, die Hilfe und Sicherheit in schwierigen Momenten der Entscheidung zu finden hofften. Ein weltbekannter unter ihnen war Odysseus, «um dem Rat des Zeus aus den Gipfeln der Eiche zu lauschen», wie Homer in der Odyssee berichtet. Der Ort liegt in Nordgriechenland hinter einer Bergkette, die das Becken von Joannina nach Südwesten abschließt. Ausgrabungen brachten Fundamente, Tongefäße, Weihegaben, Inschriften und Münzen zutage, die uns Rückschlüsse erlauben auf den Kult der bedeutenden Orakelstätte. Im feuchten Talgrund wurde Naia, die Quellgöttin, verehrt. Zeus, an diesem Ort Zeus Naios genannt, hatte als Wettergott keinen Tempel, sondern einen heiligen Baum.

Hauptkultplatz war eine mächtige alleinstehende Eiche mit eßbaren Früchten. Sie diente dem Wettergott, dem Herrn des Blitzes und des Donners, als Behausung. Um die heilige Eiche befand sich ein Ring von Bronzekesseln, die auf Dreifüßen ruhten. Sie wurden durch windbewegte Bronzepeitschen zum Erklingen gebracht. Im Wipfel des Baumes saßen drei schwarze Tauben, die mit ihrem Gurren die Orakelantworten sprachen. Für die Priester war weder das Kultbild des Zeus noch das Rauschen der Blätter der heiligen Eiche ausreichend, um die Sprache des Gottes zu erfassen. Selbst mit dem Gurren der Tauben hatten sie noch Schwierigkeiten, das Orakel zu deuten. Die krönende Änderung des Kultes war die Verwendung der Bronzekessel. Ihre Schwingung erfüllte die Luft. Der leiseste Windhauch genügte, um die Peitschen in Bewegung zu setzen. Dodona war Tag und Nacht in Schwingung. Priester und Ratsuchende verweilten unter der Eiche, bis sich ihnen, sensibilisiert durch die Schwingungen, das Orakel erschloß. Sie erhofften zukunftsweisende Antworten: Soll ich einen neuen Laden aufmachen? Soll ich in eine andere Stadt gehen? Soll ich heiraten oder allein bleiben? Das wissen wir aus den Inschriften auf Marmorbruchstücken der Ausgrabungen in Dodona.

In unserer Beschreibung von Dodona erfährt die Gruppe, wie es dort aussieht und zugeht. Uns interessiert, daß etwas Heilsames erfahren wurde, was sich in alter Zeit bewährt hat und die Pilger bewegte, den weiten Weg nach Dodona zurückzulegen. Man kam, um Klarheit zu gewinnen. Im heiligen Hain verweilen die Ratsuchenden, um der Stimme des Gottes zu lauschen, die aus dem Gurren der Tauben, dem Rauschen des Windes in den Blättern der Eiche und im Klingen der Gongs, die den Baum umgaben, zu ihnen sprechen würde. Viele Tage sammelten sie sich, um wahrnehmungsfähig zu werden für die göttliche Antwort auf ihre Fragen und Zweifel.

Mit diesem Bild der Atmosphäre Dodonas stellt die Gruppe ein heutiges Dodona nach. Jeder sucht in der Natur nach Weihegaben, Mitbringseln und Schmuck für den Ort. Mit Gräsern, Steinen, Blumen, Tüchern wird er ausgeschmückt. Die Mitbringsel werden vor dem großen Symphonic-Gong mit einer Widmung niedergelegt. Die vorbereitenden Übungen vermitteln Entspannung, Sammlung und Einbettung in unserem Phantasieort. Auf der Phantasiereise nach Dodona begleiten wir die Gruppe mit der Beschreibung von Landschaften, Stimmungen und Begegnungen, alles untermalt von den Klängen des Monochords.

Im heiligen Hain angekommen, begegnen wir im großen Gong der klärenden Schwingung, mit der wir in Kontakt kommen wollen. Jetzt ist es an der Zeit, eine der aktuellen Lebensfragen zu stellen, für die wir uns auf dem Pilgerweg entschieden haben. In der Schwingung des erklingenden Gongs überlassen wir uns den Eingebungen, die auftauchen. Jeder fühlt sich anwesend an diesem heiligen Ort, im eigenen Dodona, mit all den anderen. Man spürt den Boden, den Wind, horcht in die Klänge und überläßt sich ihnen. Wir geben Anleitung, damit das Viele und Reiche sich in einem Symbol verdichtet. Auf dem Rückweg bringt jeder sein Symbol mit. In der folgenden Stille kann es jeder malen, dichten oder beschreiben oder aber einfach erzählen, wie seine gefundene Antwort lautet. In der Sammelrunde arbeiten wir gemeinsam die Bedeutung für die jeweilige Lebenssituation aus.

Ikaros-Mythos, um sich mit Ansprüchen auseinanderzusetzen

Wenn Menschen nach Lebendigkeit suchen, dürfen wir davon ausgehen, daß sie bei reifer Selbstwahrnehmung um die Gefahr des Absturzens ins Bodenlose wissen. Ikaria soll für sie der Landeplatz werden, an dem sie auftanken und sich für den neuen Ablauf vorbereiten können. Hier lernen sie ihre Sinne zu entdecken, ihre Kräfte zu stärken, ihre Flexibilität und ihren Orientierungssinn zu üben und herauszufinden, daß man zusammen mit anderen besser für Unternehmungen gerüstet ist. Wir hoffen, sie entdecken die unbeschränkte Freiheit, lassen sich von ihr berauschen und finden ihr eigenes Maß, sie zu leben. Werden sie in der Lage sein, ihre Geschwindigkeit, ihre Richtung, ihre Höhe selbst zu bestimmen und in Kontakt mit den grenzenlosen Phantasien und mit den wirklich zur Verfügung stehenden Fähigkeiten und Kräften das herauszufinden, was ihnen hilft, gut zurück zur Erde zu finden?

Das sind die Gründe, weshalb wir den Ikaros-Mythos und eine Gegengeschichte verwenden. Beide regen in ihrem Gegensatz dazu an, den eigenen Standpunkt zu suchen. Wir stellen die Aufgabe, in den Tagen des Zusammenseins einen Ikaros-Mythos zu schreiben. Jeder schreibt, wenn er Zeit dafür findet. Wir raten an, sich Gesprächspartner zu suchen, einander vorzulesen und, wenn sich neue Wendungen ergeben, umzuschreiben.

Der Mythos von Ikaros

Es gab ein Volk auf einer Insel mit herrlichem Klima mitten in einem Meer. Auf ihr herrschte ein König, der für sein Reich das Beste machte, was ihm möglich war. Um seinen Glanz zu erhöhen, plante er, einen Palast bauen zu lassen, der alles an Schönheit überstrahlte. Er sollte ein Treffpunkt für Menschen jeder Herkunft werden, denen er nahe sein wollte. Gesucht wurde ein Baumeister. Der tüchtigste Mann der Zeit war der berühmte Bildhauer und Architekt Dädalos in Athen. Freudig nahm er den Auftrag des Königs an und machte sich an die Arbeit. Nach Jahren wurde der Palast eingeweiht und als unbeschreiblich schön gefeiert. Alle fühlten sich verbunden im Abschluß des Werkes. Unvorstellbar, es könnte noch etwas Schöneres gebaut werden. Die Angst des Königs, irgendwo auf der Welt könne er übertroffen werden, bewegte ihn, Dädalos mit einer verführenden Gastfreundschaft festzuhalten. Als das nichts mehr half, wurde er unter Hausarrest gestellt. Mit ihm eingesperrt wurde auch sein Sohn Ikaros. Dieser war während der Zeit zu einem kräftigen Jüngling herangewachsen, voller Tatendrang wie sein Vater. Es wurde eine bittere Verbannungszeit von seiner geliebten Heimat, besonders weil er früh von seiner Mutter getrennt worden war. So lag seine ganze Bewunderung auf dem Vater. Dädalos sann auf Flucht. Beide, Vater und Sohn, überlegten nun alle möglichen Fluchtwege. Eines Tages, als sie weiter fruchtlos nach Lösungen suchten, betrachteten sie die Seevögel, wie sie über einem hohen Felsvorsprung mühelos im Aufwind segelten. In der Folgezeit wunderten sich viele Bewohner, weil die Federn von Gänsen, Enten und Hühnern verschwanden. Insgeheim konstruierte Dädalos einen Flugapparat, der, auf den Rücken geschnallt, mit kräftigen Armbewegungen das Fliegen möglich macht. Ihre Flugproben in den Morgenstunden blieben unbemerkt. Eines Tages war es soweit. Die Nordwinde des Sommers nützend, erhoben sie sich bei aufgehender Sonne über dem kretischen Feld Richtung Heimat. Alles gelang vortrefflich. Der Sohn konnte mit seiner jugendlichen Kraft besser fliegen als der Vater. Er mißachtete die Ermahnungen, nicht zu nahe an die Sonne zu fliegen, damit das Wachs, das die Federn zusammenhielt, nicht schmilzt. Aber mittlerweile war es Ikaros lästig geworden, den Anordnungen seines Vaters widerspruchslos zu folgen. Er fühlte sich frei und kräftig. Was zählten die Worte des Vaters, wenn er schneller und kräftiger war, wie er sehr wohl wußte. Zum ersten Mal war ihm, als brauche er dem fordernden Vater nicht zu gehorchen. Berauscht von der Freiheit, erhob er sich, bis ihn die Warnrufe des Vaters nicht mehr erreichten. Endlich allein. Endlich war er der Stärkste, endlich hatte er die Macht. In seinem Höhenflug entging ihm, daß in der Sonnenglut das Wachs schmolz. Die Flügel verloren ihre Federn und zerfielen. Kopfüber stürzte er in die Tiefe. Seine Kraft half ihm nichts mehr, er fiel ins Verderben. Der Vater suchte und fand ihn am Strand einer langgezogenen Insel, beweinte und bestattete ihn. In seiner Trauer kehrte er nicht in die Heimat zurück, sondern wandte sich dem fernen Sizilien zu.

Die ganze Welt kennt Ikaros. Er ist unsterblich geworden. Die Insel, in deren Nähe er ins Meer fiel, erhielt seinen Namen: Ikaria.

Hören wir uns die zweite Ikaros-Geschichte an:

Der Ingenieur Dädalos baute den Palast auf der Insel. Er war ein tüchtiger Mann. Sein Sohn war Ikaros, ein geschickter, aufgeweckter Junge. Er lernte bei seinem Vater auf der Baustelle, was er zum Leben brauchte. Als er größer wurde, fand er Freunde, zog aus, besuchte seinen Vater regelmäßig. Er baute für die einfachen Leute Häuser und machte ab und zu wirklich gute Geschäfte. Den Vater hielt es nicht mehr auf der Insel. Ikaros brachte ihn zum Schiff. Sie verabschiedeten sich, schickten einander bei Gelegenheit Geschenke. Als Ikaros glaubte, eine Familie ernähren zu können, fand er ein mäßig hübsches Mädchen, heiratete, hatte gesunde, kräftige Kinder, schlug ab und zu über die Stränge. Er führte ein zufriedenes Leben. Er starb hochbetagt, erfüllt von dem Erlebten. Diesen Ikaros kennt niemand.

Sind wir ebenfalls in Versuchung, das Maß zu verlieren? Gongklänge bringen uns mit Wünschen in Berührung, in unbeschränkte Höhen und Tiefen zu gleiten. Wir sind eingeladen, einen unbeschränkten Freiheitsflug anzutreten. Wer sich darauf bedenkenlos einläßt, begibt sich in Gefahr, kann abstürzen. Die Grenzenlosigkeit verschlingt uns und gibt uns nicht mehr her.

Für das, was wir vorhaben, müssen wir uns fragen, welche Freiheit wir suchen. Frei wählen wir unsere Richtung und verteilen unsere Kräfte. Die Freiheit, uns den Impulsen nach Grenzenlosigkeit zu überlassen, steht uns nicht zu. Das würde bedeuten, wir erlauben uns den Absturz in den Rausch und den Selbstverlust. Wir können es anders machen, indem wir bei Sinnen und in Kontakt mit den anderen und mit unseren wirklichen Kräften bleiben. Wir wollen die Insel besser nutzen. Sie soll uns als Ort zum Auftanken dienen, als Ort der Erkenntnis und Erfindung, als Ort für die Erfahrung von Freiheit, sich zu entwickeln und seine Kräfte kennenzulernen.

Kapitel IV

Beispiele aus der Gongwerkstatt

Produkte aus der Schreibwerkstatt

Poesie

Nach einer Übung lädt eine längere Sammelrunde alle Anwesenden ein, ihre Erfahrungen auszutauschen, sie miteinander zu vergleichen. Gewöhnlich gibt es eine Menge Erfahrungen, die noch unklar sind, oder es gibt Gedankengänge, die ausgesprochen werden müssen, ehe sie wirklich und überzeugend werden. Es ist erstaunlich für uns, von den Einsichten zu hören, die manchmal in markanten Sätzen, ein andermal als Gedicht in Erscheinung treten. Diesmal hat Martina nach der Erdgongübung ein Gedicht geschrieben, das sie in der Sammelrunde mit großer Zurückhaltung vorliest.

Erdgong (1)

Der Erdgong ist wie eine aufgehende Sonne.
Ist der Boden aller Lebewesen, trägt alles.
Der Erdgong ist kraftvoll in sich selbst,
empfangend und schenkend in sich.
Der Erdgong ist wie das sich Öffnende, wie warme
Lavaerde in glühenden Farben
und das Licht in der Dunkelheit.

Weil sie leise sprach, hatten es nicht alle verstanden und wir baten Martina, es lauter zu wiederholen, aber sie blieb still sitzen. Uns schien, daß Martina es brauchen könnte, sich mehr zu Gehör zu bringen, ja sogar prägnanter zu werden in ihrem Ausdruck. Wir haben die Idee, die Identifikation mit dem Erdgong sei geeignet. Sie zögert etwas verlegen, als wir ihr vorschlagen, sich mit dem Gong in ihrem Gedicht zu identifizieren. Wir wußten nicht, ob sie unserer Einladung folgen würde. Aber Martina stellt sich aufrecht, schaut in die Runde. Wir sehen, sie will gehört werden.

Erdgong (2)

Ich bin ein Gong.
Ich bin eine aufgehende Sonne.
Ich bin Boden aller Lebewesen, ich trage alles.
Ich bin kraftvoll in mir selbst, ich empfange und schenke mit meinem Körper.
Ich öffne mich, ich bin warme Lavaerde in glühenden Farben,
und ich bin das Licht in der Dunkelheit.

Unbestechlicher Gong

Unbestechlich und schlau
findest du Zugang zum Versteck,
enttarnst – am Kopf vorbei –
die Sammlung unheiliger Schätze:
versteckte Wut.

Den Vorhang ziehst du weg von der Stirn:
es zeigt sich jetzt deutlich die Halbheit
im Schmerz wie im Sein.

Jetzt nimm meine Wut,
und trage sie fort.
Laß fließen vom Kopf
Gestautes ins ganze System.
Verbinde das Oben mit Unten,
und stelle die Ganzheit nun her.

Und kommt noch mal einer und sagt:
Dies oder das muß jetzt sein!
Dann soll deine Schwingung mich schützen,
und ich sage selbstbewußt: Nein!
Magda, Ikaria 1995

Einladung

Du lädst mich ein,
jetzt,
wenn ich grade so voll bin
und verweilen muß.

Dein Klang freut mich.
Ich stimme dir zu
und gehe mit,
ein Stückchen nur,
und bleibe doch bei mir.

Aber ich weiß,
daß die Zeit kommt
und ich aufbreche
mit dir,
gerne,
mit Lust,
behutsam
und verspielt.

Dann,
wenn die Zeit stimmt
und ich zurücklasse,
was mich hält.
Frieder 1996

Zwiegespräch

Gong:
Durch die Füße
durch die Beine
hineingeflossen in deine Mitte.

Ich:
Erfüllt von deinen Schwingungen
nie geahnte Weite spürend
alles geschieht ohne Verletzung.

Zurück zum Ursprung
auf einem immer breiteren Weg
bis sich alles auflöst in Licht.
Anne, Ikaria 1995

Klang der Welle

Die Kraft des Wassers.
Weichheit der Steine.
Frische des Windes.
Verborgenes, was sich auftut.
Überraschungen (Wellen).
Die Kraft des Weichen.
Rhythmus im scheinbaren Chaos.
Regenbogen durch die Gischt erzeugt.
Salz.
Welle, die zerbricht.
Beständigkeit.
An- und Abschwellen.
Löcher im Stein vom Wind.
Griffiges und Rutschiges.
Nähe und Distanz.
Spannung, ob mich die Welle erreicht und naß macht.
Klänge der Welle, wenn sie am Fels zerbricht.
Marlis, Ikaria 1995

Nachgeben

Vertraue der Kraft der Sonne
am blauen Himmel.

Besteige den Vulkan: das flüssige Feuer,
gefaßt von Stein.

Betrachte die zähe Geschmeidigkeit der Zypresse,
ihre nachgiebige Unbeugsamkeit im Wind.

Schau ihre Früchte,
sie sind wie meine Gallensteine:
gefrorene Tränen.
Das Flüssige wird sie erweichen.

Spüre den sanften Wind,
der durch das Tal streicht,
meine Haut streichelt.
Smooth.

Das Dunkle, Harte wird weichen.
Paul, Ikaria 1994

Das folgende Gedicht von Lena entstand in und nach einer Wochenendgruppe mit der Autorin. Lena war in Bedrängnis, als sie kam. Studienabschluß, Umzug und ihr Engagement für ihren Beruf waren mit den Bedürfnissen ihres Freundes nicht vereinbar. Der Ausstieg aus einer intensiven Liebe stand an. Erschüttert, schmerzvoll und sich unwert fühlend, schwankte Lena, den entscheidenden Schritt selbst zu tun und nicht weiter zu warten. Noch fühlte sie sich zu schwach für eine klare Entscheidung. Sie war gekommen, weil sie Unterstützung suchte, um die Trennung zu wagen. Sie schrieb in einem Brief, in dem sie mir Rückmeldung gab über das, was sie erlebt hatte, wie sie auf der Klangebene Begegnung und Abgrenzung, Ja und Nein üben konnte und dabei Identität fand. Sie sei ein wenig enttäuscht, weil «ich das Gefühl habe, ich habe ganz am Ende zugemacht, wollte nicht an das Tiefe». Ihre Vorsicht war größer gewesen, als sie es wollte. Dennoch kehrte sie mit dem Gefühl zurück, in sich zu ruhen, Ausstrahlung zu haben. «...und ich habe gespürt, daß ich auch allein glücklich, lebendig und zufrieden bin.» Sie wünsche sich, die Gongschwingung noch deutlicher zu spüren und fließen zu lassen. Sie erklärt die letzte Zeile ihres Gedichtes: «Das Erleben des Gefühls ‹Ich habe Dich so lieb› ging tief, und ich kann mir den Klang, das Gefühl gut in Erinnerung rufen.» Wahrscheinlich hatte der Gong ihr vergessene Gefühlsräume von Geliebt-Sein geöffnet, die ihr in ihrer Situation weiterhelfen konnten.

An den Gong

Wie gut, daß Du mich abholst
und einlädst,
damit ich zu mir komme
und mich nicht in meinem Kopf
in Sorgen und Verletzungen
im Bitterwerden
verliere,
sonst hätte ich mich verpaßt

Du schwingst durch meinen Arm
in meinen Bauch
tastest, streichelst nach dem Versteck,
meinem Versteck unter der roten Wolldecke
mit einem Buch über Segelschiffe

LE – NA
LE – NA

zärtlich.
Du sehnst Dich nach mir

Du wirst mich ermutigen
und mich willkommen heißen
nicht werten
nicht kommentieren
mich einfach strahlen lassen
und glucksen
giggeln
grinsen
frech sein
froh sein
rumalbern
Lena sein
und jung sein
musizieren
ohne Noten
nur nach Lust und Schwingung
wir beide schauen auf das kleine gelbe Fenster im Versteck
Du sagst mir – ich sage mir
«Ich hab dich so lieb!»
Lena 1996

Zwei Ikaros-Geschichten
Ich bin Ikaros. Ich kann fliegen. Wie ich dazu gekommen bin? Weil ich eine Türe offenstehen ließ. Das kam so.

Dädalos, mein Vater, ist ein weltberühmter Architekt. Überall will man ihn haben. Auch Minos, der König von Kreta, wollte sich von ihm einen Palast bauen lassen. So sind wir beide auf die Insel gekommen. Ich bin damals noch gerne mitgegangen. Schließlich wollte ich ja auch so ein berühmter Architekt werden wie mein Vater. Wo anders als bei ihm hätte ich das lernen können?

Andere bauen Mauern mit Türen, Fenstern und Dächern oben drüber. Mein Vater baut Räume. Einen Raum neben dem anderen, einen Raum über dem anderen, einen Raum unter dem anderen, mit Übergängen, Durchgängen. Jeder Raum mit einer anderen Schwingung. Er war richtig süchtig nach Räumen, und manchmal verlor er dabei etwas den Überblick. Die andern hielten das für genial und schwelgten im Umherirren durch das Labyrinth.

Weil der Weg nach draußen in die Natur immer länger wurde und immer schwerer zu finden war, holte mein Vater die Natur nach drinnen: Wintergärten, Vogelgehege, Fischteiche – alles war da. Dädalos nannte sie Kultur. Er habe damit die Natur gebannt. Keine reißenden Ströme, keine verheerenden Stürme, keine frostkalten Nächte, keine wilden Tiere. Nein, alles moderat. Zuerst hatte ich auch Gefallen daran. Doch heute denke ich, er hat die Natur nicht gebannt, er hat sie eingemauert.

Mit der Zeit bekam ich eine seltsame Sehnsucht. Ich kletterte dann aufs Dach und genoß die Sonne und den Wind auf der Haut. Einmal vergaß ich, die Dachluke zu schließen. Beim nächsten Gewitterregen stand der halbe Palast unter Wasser. Ich bekam eine Ohrfeige und das Verbot, «nie mehr, hörst du, nie mehr» aufs Dach zu steigen. Also stand ich am offenen Fenster. Das war schön, so in die Weite zu schauen, den Vogelschwärmen nach. Doch auch da hatte ich einmal vergessen, das Fenster zu schließen.

Die nächste Nacht war sehr kalt, und einige Pflanzen im Wintergarten vertrugen den Frost nicht. Wieder eine Ohrfeige, wieder ein Verbot. Blieb mir noch die unverschlossene Türe. Ich stand oft an der Schwelle und spürte ein Ziehen, weg vom Palast, weg vom Architekten Dädalos. Aber meinen Daddy, wie ich Vater nannte, wollte ich noch nicht verlieren. Deshalb schloß ich die Türe und kehrte in das Labyrinth zurück.

Einmal habe ich dann doch vergessen, die Türe zu schließen. Ein Marder muß den Weg in den Palast gefunden haben. Aber nicht mehr hinaus, sondern zu den Hühnern. Jeden Morgen lagen Federn herum. Ich bekam Arrest, so lange, bis der Marder wieder draußen wäre. Der fand den Ausgang noch lange nicht, ich aber jede Menge Federn. Aus Langeweile sammelte ich sie, und irgendwann kam mir die Idee, Flügel daraus zu basteln. Einfach so. Und eines Tages wollte ich die Flügel auch ausprobieren. Heimlich stieg ich aufs Dach.

Zuerst bin ich erschrocken, als mich der Wind in die Luft hob. So hoch hinaus wollte ich doch gar nicht. Aber dann hat es mir gefallen. Ich habe die Schwingen gehoben und gesenkt, mal schnell, mal langsam, mal kräftig, mal gefühlvoll. Ein Gefühl der Lust und der Macht hat mich ergriffen.

Nie hätte ich gedacht, daß der Sohn eines Maulwurfs einmal fliegen könnte wie ein Schmetterling.

Plötzlich war ich über dem Meer. Da habe ich mich entschlossen, weiterzufliegen. Weiter. Immer vorwärts. Ich wollte nicht mehr in die Mauern meines Vaters zurück. Bis ich hier auf Ikaria gelandet bin.

Ich werde hier eine Flugschule eröffnen. Wind hat es ja genug. Und Vater werde ich eine Postkarte schicken. Ich hoffe nur, daß sie ihn auch erreicht in seinem Labyrinth. Er ist ja dort immer noch am Bauen.

Werner 1995

Ikaros

Mein Vater heißt Dädalos,
meine Mutter heißt Dädalos,
ich auch.
Es ist nämlich unser Familienname.

Als wir nach langer Vorbereitungszeit
endlich fliegen gelernt hatten,
ließen mich mein Eltern
mit liebend begleitenden Blicken und Gedanken
gerne ziehen.

Ich erlebte neue Räume,
neue Höhen und Tiefen
und vergaß manchmal beinahe,
daß ich Eltern hatte.

Als ich mich darauf besann
und sie suchte,
bemerkte ich zu meiner großen Verwunderung,
daß sie mir ja weit vorausflogen.

In dem Moment hielten sie inne,
warteten auf mich
und versicherten sich,
daß mich meine Flügel trugen.

Dann überließen sie mich wieder meinen Winden
und ließen sich von den ihren voraustragen
der Sonne entgegen.

So ging es viele Male.

Bald wird es nicht mehr nötig sein,
daß sie auf mich warten.
Ich weiß den Weg.

Dann dürfen sie für immer zur Sonne fliegen
und ich hinterher.
Irene 1994

Der Transsonanz-Kreis

Um die kreativen Produkte sinnvoll einzuordnen, ist eine kurze Beschreibung des Transsonanz-Kreises erforderlich (s. Farbtafel 7). Man glaubt vielleicht, weil die Schwingungen ganz an die Gegenwart gebunden sind, sei es mit der körperlich-seelisch-geistigen Resonanz ebenso. Das Gegenteil ist der Fall. Der Körper behält etwas in sich, das anhaltender ist als die vergängliche Schwingung. Die Schwingungen haben Spuren hinterlassen, neue Räume sind geöffnet. Der Körper differenziert sich mit jedem neuen Klangerlebnis, und Prozesse setzen sich fort. Das Malen des Transsonanz-Kreises soll helfen, das Geschehen nachzuerleben und zu benennen. Sprache und Austausch werden dazu beitragen, das Geheimnisvolle nicht als Magie mißzuverstehen und verlorengehen zu lassen. Im Gespräch über den Transsonanz-Kreis finden wir uns, einander verstehend, wieder.

Wir wecken Verständnis dafür, daß die Themen sich zunächst andeuten und erst später deutlicher werden. Mit dem Transsonanz-Kreis wird es möglich, das Wichtigste auszudrücken. Die Eindrücke wollen zum Ausdruck kommen, damit man sich nach dem Öffnen noch weiter offenhält. Jeder Tag findet im Transsonanz-Kreis seinen Niederschlag. Die achtfache Teilung mit dem zentralen Kreis soll alle Transsonanz-Erfahrungen über die gemeinsame Wegstrecke in Farben, Symbolen und Worten einfangen. Auf diese Weise werden die erfahrenen Schwingungen täglicher Gongarbeit festgehalten. Wenn sich die Abschnitte gefüllt haben, wird eine meditative Rück- und Zusammenschau vorgenommen, aus der wiederum ein neues Symbol entsteht als Orientierung für den Weg in die Zukunft. Dafür ist der in der Mitte offengelassene Kreis vorgesehen. Auf der Rückseite des Transsonanz-Kreises werden die Eindrücke und Ideen des Tages festgehalten.

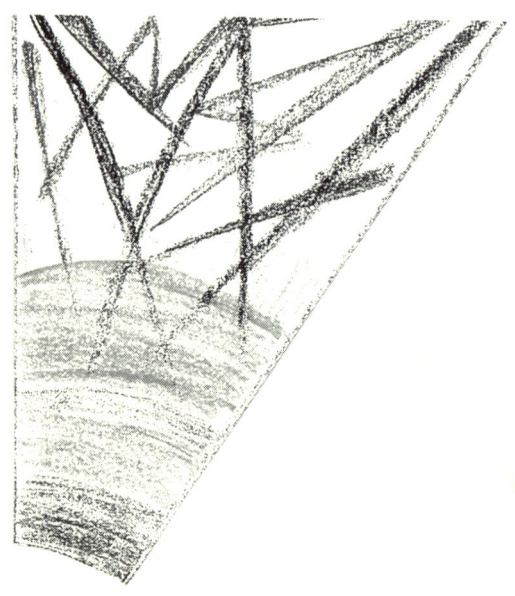

1. Kindheitserinnerung

Ich habe Mühe, etwas zu fühlen.
Geräusche der Straße stören mich.
Plötzlich ist der tägliche Streit meiner Eltern wieder da.
Er dringt in mich ein, verletzt mich.

2. Mondtag

heut bist du ganz zu
sehen
und bist so rund und
schön

mondwalzer stößt mich
an
mondgong verstärkt
den schwung
mondpendel bin ich
schon

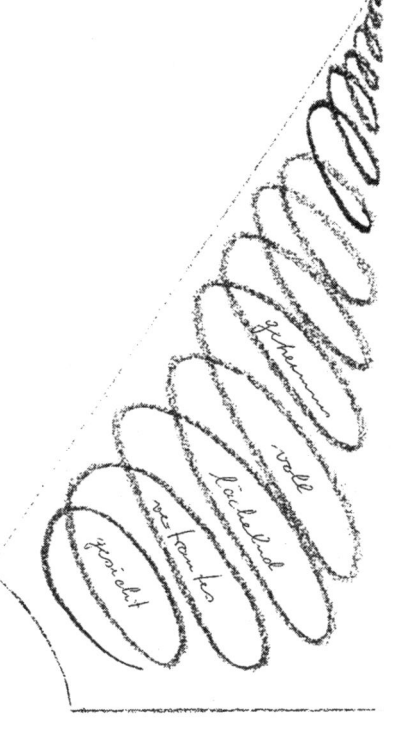

gülden umhüllst du mich selene
rufst mich zum strand –
wellauf wellab
schaukel ich über die mondautobahn

hungrig tanzen wir zu niko in die taverne

geheimnisvoll lächelnd
in den schlaf wiegst du mich
vertrautes gesicht
am frühen morgen

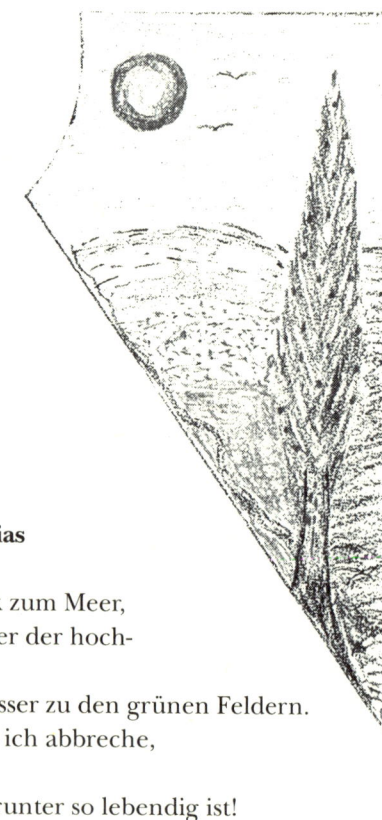

3. Kraftplatz in Evangelistrias

Kahler Felsbuckel mit Blick zum Meer,
offen und ungeschützt unter der hoch-
stehenden Sonne.
Ein Kanal bringt Lebenswasser zu den grünen Feldern.
Unter einem Felsstück, das ich abbreche,
wimmelt es von Ameisen.
Ich bin erstaunt, daß es darunter so lebendig ist!
Wie bei mir.

Hier fühle ich mich wie die Zeder, geerdet und mit dem
Himmel verbunden.
Ich spüre den rauhen, warmen Fels unter meinen Füßen.
Wind liebkost mich,
er flüstert mit dem blühenden Oleander,
Wasser plätschert, Vögel zwitschern,
Kräuterduft steigt mir in die Nase,
ich bin lebendig.

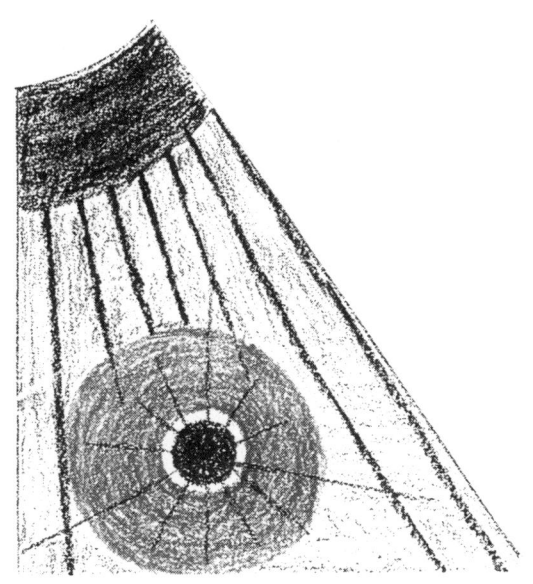

4. Männlichkeit – Weiblichkeit (Sonnengong – Mondgong)

Polare Gongexperimente.
Das Männliche in mir ist noch stark vom Weiblichen umhüllt, umschlossen.
Aber es drängt nach draußen.
Die große männliche Energie berührt mich, dringt in mich ein.
Als Peter am Gong arbeitet, schwinge ich mit.
Ich spüre meine Verbundenheit mit seiner Kraft und Entschlossenheit, habe Sehnsucht nach mehr!

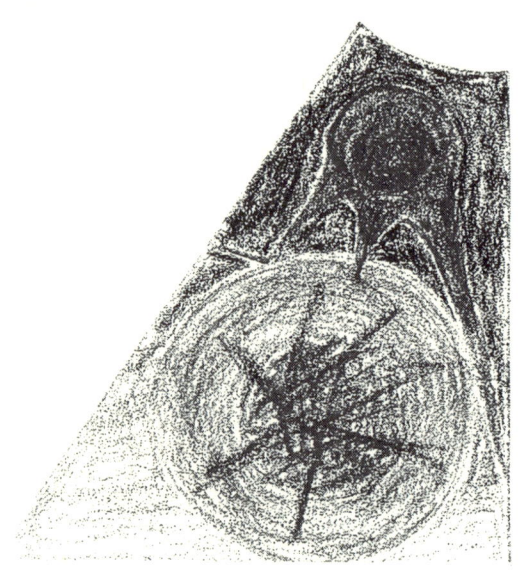

5. Was ist in meinem Versteck?

Ich arbeite mit dem Friedensgong,
spüre seine Vibrationen nicht.
Ein kräftiger Schlag bringt ihn plötzlich zum Scheppern!
Disharmonien kommen zurück, bringen mich in Resonanz.
Was für ein fauler Frieden.
Ich bin voller Aggressionen.
Sie werden vom lärmenden Gong oberhalb von mir verstärkt.
Ich versuche sie hinauszuschreien.
Es tut mir weh.

6. Dionysos – Übermaß, Überfluß

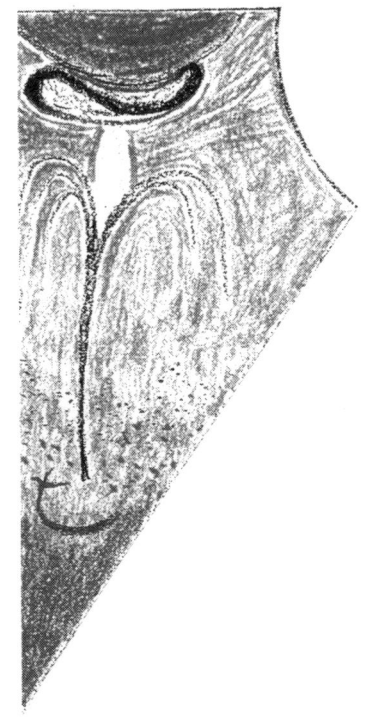

Meine Versteinerung
bekommt Risse.
Die Quelle drängt an die
Oberfläche.
Sie sprudelt hervor,
hebt den Stein, schaukelt
ihn,
spielt mit ihm und der
Sonne.
Es beginnt zu grünen und
zu blühen.
Die Erde schmeckt würzig.

Meine gefundene Wurzel:
von der Last gekrümmt und zu Boden gedrückt,
(so wie ich vor einigen Jahren)
dreht sich und
tanzt jetzt beschwingt und leicht vor der Quelle.

Beim Betrachten des fertigen Bildes bin ich erstaunt. Die
beiden grauen Steine verwandeln sich in Penis und Vagina
und liebkosen sich.

Meine Synonyme für Dionysos: überfließen, verführen.
Dionysos vereinigt spielerisch das Männliche und das
Weibliche.

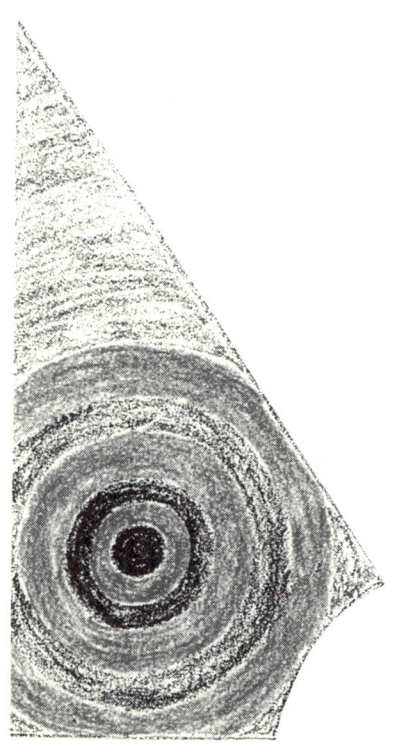

7. Männlich–weibliche Polarität

Sonnen- und Feuergong geben mir Energie.
Das rhythmische Schlagen der beiden Gongs
läßt meinen Atem pulsieren.
Ich bin in Afrika,
werde in die Gemeinschaft der Männer aufgenommen.
Ich fühle mich stark, geborgen, verbunden.
In der Ferne ertönt harmonischer Kirchengesang
(Engelsmusik?) der «weiblichen» Gruppe.

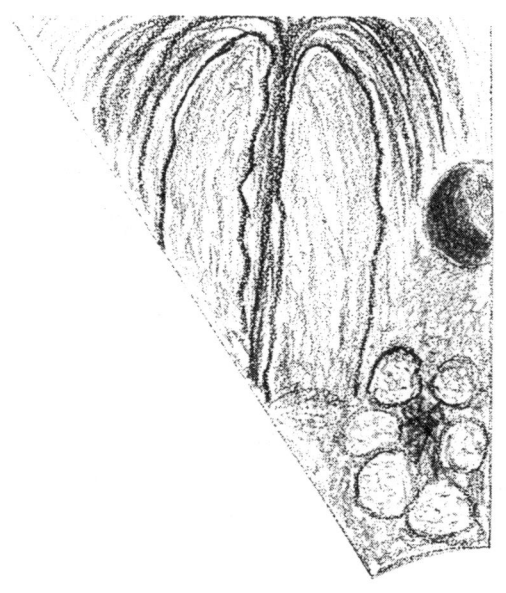

8. Stein–Wasser,   hart–weich

Peter und ich: zwei Felsen in der Brandung des Meeres, des Lebens.
Wir stützen uns gegenseitig, sind füreinander da.
Eine Quelle entsteht zwischen uns. –

Wir Stein-Männer waschen die aufgebrochenen Krusten ab.
Unsere Buntheit wird wieder sichtbar.
Es grünt und blüht – wir leben.
Lächelnd steigt Selene ins Meer.

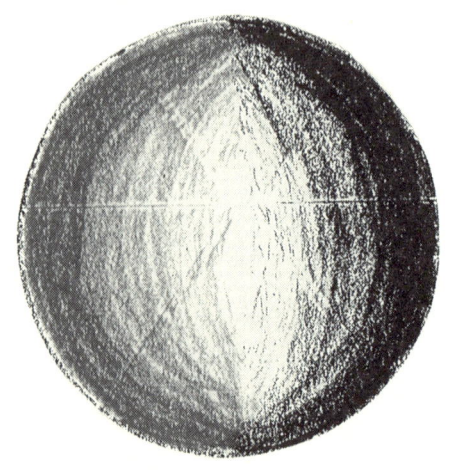

9. Synthese

Ich erfahre, daß Polaritäten eine Einheit bilden, ein Ganzes, etwas Rundes sind.

hell – dunkel	lachen – weinen
Tag – Nacht	Freude – Schmerz
warm – kalt	leben – sterben
hart – weich	einatmen – ausatmen
Stein – Wasser	Aggression – Harmonie
männlich – weiblich	alles – nichts

Nicht das eine oder das andere ist richtig oder falsch,
sondern die Gegensätze gehören zusammen!
Sie bilden eine Einheit.
Ohne Licht gibt es keinen Schatten, und
wer einatmet, der muß auch wieder ausatmen.
Beide Extreme verstärken sich gegenseitig.
Sie berühren sich im Zentrum, etwas Neues entsteht.
Kann ich beide Pole zulassen, bin ich kreativ, lebe ich.

Wanderlied durch die Felder des Transsonanz-Kreises

Ruf des Gongs
weckt alten Schmerz, harte Last des Lebens,
schwingt er laut,
dröhnt's viel zu viel, weckt die Angst vorm Sterben.

Tönt der Gong zum vollen Mond,
hüllt Selenes sanfter Strahl,
wiegt der Tanz im Kreis
mit die leise Fülle durch die Haut ins Herz.

Erdengong, braun und warm,
ruht inmitten unserer Gaben,
tönt so voll durch Baum und Schlucht,
gibt mir Boden, Halt am Mast,
spannt die Sehnsucht weit.

Das Geheime wird laut,
die Angst bekommt Stimme,
verliehen vom Gong.
Chaos dröhnt übers wirre Grün.
Honig tropft von Trauben.

Ich stelle mich dir,
Mann in der Sonne, Frau im Mond,
achte deine Stille, wie du meine.
Der Gong schenkt die Töne dazu.

Felstürme wehren den Weg.
Der Hirte kennt ihn und führt uns.
Dionysos, dich rufe ich laut

mit meiner Hirten-Kindheits-Stimme.
Das Mahl und die Ruhe –
da entspringt Singen und Tanz,
bricht jäh ab im ziehenden Nebel.

Sirenengesang weckt der weibliche Gong,
die männliche Lust an der Kraft.
Die Stille trennt –
und verbindet.

Gong überm Wasser.
Das Bad löst auf,
der Stein schmilzt ein.
Beistand und Dank
für das Meer
für die Heilung.
Liz, Ikaria 1994

Gongerfahrungen

1. Alle Gongs

Ich habe meinen Körper belüftet mit Atem, überall hin. Anschließend habe ich meinen Körper mit Klang gefüllt und «betönt». Im Betönen habe ich «meinen» Ton gefunden.

Wir hören sechs Gongs verschiedener Färbung, wir horchen. Anschließend ertönen mehrere Gongs zusammen, sachte angeschlagen. Ich komme zur Überzeugung, daß ich Gongs je nach Stimmung, wahrscheinlich auch nach Offenheitsgrad, verschieden erlebe. Die schrillen, hellen Töne haben mich manchmal fast geschmerzt, es war so an der Grenze. Die dunklen, tiefen Töne habe ich sehr genossen.

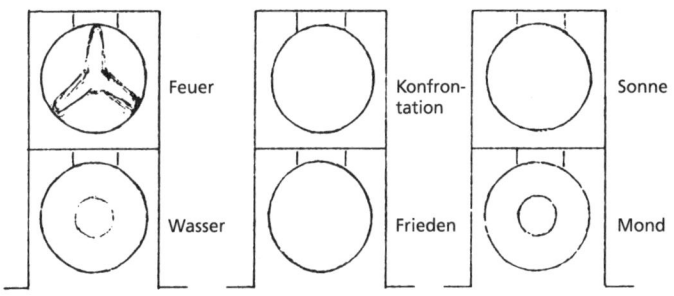

2. Universalgong

Auf dem Kraftplatz im Freien hören wir die zwei Gongs, für meinen Geschmack zu schwach angeschlagen. Beim Universalgong mit Blick aufs Meer, auf die Weite, hat es mich relativ wenig nach oben gezogen, keine Spur von Wegfliegen. Aber den Kontakt, die Verbindung mit oben, habe ich deutlich gespürt und ausgekostet, auch die Bewegung zum Gongklang. Vielleicht bin ich hier auf Ikaria so gut gelandet und angekommen, daß ich mir nicht vorstellen kann wegzufliegen, wozu auch?! Ich will ja hiersein, habe mich darauf gefreut und darauf gewartet. Eine Runde als Vogel über der Insel drehen vielleicht, aber der Bodenkontakt ist mir lieber. Auf der Fähre, als uns von Piräus aus noch ein Stück weit Möwen begleiteten, habe ich schon Lust zum Fliegen verspürt, jetzt nicht.

Gongexperimente

Den Erdgong habe ich tief erlebt, liebe, gute Erde!

Wir lassen diese Gonggemeinschaft auf uns wirken, ohne Anschlagen. Ich spüre ihre Kraft und ihre Ausstrahlung im ganzen Körper – Klopfen, Pulsieren, Sinnlichkeit. STARK / GEWALTIG!

In Sechsergruppen probieren wir je einen Gong aus und fragen uns:
Wie wirkt der Gong auf meinen Körper?
         auf meine Stimmung?
         Welche Phantasien löst er aus?

Feuergong

Erst habe ich Gongklang vom Feuergong empfangen. Manche schlagen leise und zögernd und scheu an. Das hat mir wenig gefallen. Ich gebe den stärkeren Gongschlägen den Vorzug. Ich komme mit dem Gong in Schwingung. Ich höre genau hin, wie die anderen anschlagen: Folge der Klänge, Abstand dazwischen, Stille, ausklingen lassen oder nicht ausklingen lassen. Ich empfinde Freude und Andacht beim Schlagen des Gongs. Bei einem kräftigen Schlag bin ich ein wenig erschrocken, bereue jedoch nicht. Das Halten des Gongs ist anstrengend, mir wird heiß, aber die Schwingung ist speziell. Ich sende mit dem Gong aus, statt zu empfangen. Bei manchen Gongschlägern empfinde ich die lauten Töne unangenehm scheppernd. Es spielt für mich eine Rolle, welche Person den Gong anschlägt.

Sehr laute Töne aus anderen Gruppen stören mich, wenn sie in «unsere» Stille scheppern.

Im Kleingruppengespräch erfahre ich von weiblichen Gruppenmitgliedern, warum sie die leisen Töne so gerne mögen. Sie erzählen vom Klangteppich, von Getragen-Sein, Geborgen-Sein, Sich-wiegen-Lassen von den leisen Tönen.

Ich bemerke meine diesbezügliche Einseitigkeit mit meiner großen Vorliebe für die starken Töne, die mich angenehm «erschüttern», erregen, erzittern, erbeben, ERLEBEN lassen, ohne mich aus meiner Mitte zu werfen. Ich fühle mich auch von ihnen getragen, ich vertraue ihnen. Aber ich komme auf den Geschmack der leisen Töne, achte mehr auf ihre feine Qualität und beginne, auch sie zu lieben. Ein DANK den zarten Frauen! – Zart und kräftig, beides tönt auf seine Art schön!

Gongmeditation im Liegen

Mein «Tonwort» heißt: LUA

Mein Gefühl: Pulsierende Lebendigkeit.
    Pulsieren im ganzen Körper, an den verstecktesten Stellen,
    pulsieren um mich herum, eingebettet und mitpulsierend,
    vibrierend.

Wir schmücken den Kraftplatz für Dodona.
  Nach der Dodona-Reise zeichne ich im Gruppenraum «meinen» Kirschbaum, in dem ich mich aufgehoben, geborgen fühle. Der Baum ist tief verwurzelt, er geht mit den Jahreszeiten, blüht, trägt Früchte, köstlich-süße, verliert die Blätter, läßt die Lebenssäfte in die Wurzeln zurückfließen, ruht sich aus im Winter, um im Frühling von neuem zu sprießen. – Die Astgabel im Zentrum umschließt mich sanft, ohne mich einzuengen.

Inszenierungen

Im folgenden wird der Verlauf von zwei Gruppensitzungen im Rahmen eines Workshops auf der Insel Ikaria beschrieben. Wir haben sie ausgewählt, weil wir glauben, daß sie im Zusammenhang anschaulicher machen, was im einzelnen schon bekannt ist. Es wird erkennbar, wie Ritual, Mythos, Natur und Gong während der Inszenierung ineinander wirken. Man erfährt, wie die Beteiligten handeln, fühlen und denken. Die Berichte sind gegliedert in Beschreibung der Ausgangssituation und ihres Hintergrunds, Anleitungen und Verlauf. Die Berichte stützen sich auf Tonbandprotokolle, die es uns erlauben, teils zusammengefaßt zu berichten, teils wichtige Stellen wörtlich wiederzugeben. Du wirst, liebe Leserin und lieber Leser, die Rolle des Augen- und Ohrenzeugen übernehmen und die Szenerie erleben. Hin und wieder werden wir dich an unseren Gedankengängen über das Geschehen teilhaben lassen, indem wir mit dir über Anleitungen und Eindrücke sprechen, manchmal unterstützen wir dich durch Hinweise bei deiner Beobachtung.

Aufrichten des Verkrümmten

Auf dem Weg zum Kloster.

Nachdem wir die ersten beiden Tage dazu verwendet haben, das Leibbewußtsein zu kultivieren und das Spüren zu verdeutlichen, möchten wir uns an diesem Tag mit einem anderen Thema befassen: mit Werten und Selbstwert. Wir nehmen uns der Verkrümmungen und der Verformungen unseres Selbst an, die wir erleiden mußten und uns selbst zufügten, mit dem Ziel, sie in Schwingung zu bringen, bis sie faßbar und begreiflich werden.

Die Gruppenteilnehmer sind aus vielen Gründen hier, unter anderem wegen mangelnder Lebendigkeit und der Frage an sich selbst: «Wer bin ich, wie sicher kann ich mich mit mir fühlen?» Die Transsonanz-Übungen der Vortage haben sie erfahren lassen, wo körperliche Dissonanzen und Verzerrungen auftreten. Die Gongschwingung konnte wie ein Echolot die stummen, klanglosen Räume sondieren. Einige waren sich klar, da gibt es Bereiche im Selbst, die auf Entfaltung warten. Sie hatten die Erfahrung gemacht, wie die Stummheit in ihnen in eine leiblich spürbare Stille überging, in der das Entwicklungsbedürftige empfunden und faßbar geworden war. Die meisten kannten einander inzwischen näher. Die neue Umgebung, der Raum, die Gongs und die Begleiter waren ihnen vertraut geworden. Die Teilnehmer hatten zueinander gefunden. Gute Bedingungen für einen Ausflug in die Natur. Im Verlauf unserer bisherigen Arbeit hatte die Gruppe die Transsonanz-Übungen, den Mythos, die Art der Begleitung und die Gongs kennengelernt. Alle wußten, sie konnten damit persönliche Themen im gegenwärtigen Lebenszusammenhang aufgreifen, um sie auf unseren geplanten Expeditionen weiter zu bearbeiten.

Die Wahl war auf ein verlassenes Kloster in verwilderter Landschaft gefallen. Umgeben von schlank aufragenden Zypressen, gibt es einen weiten Blick über die Insel und das Meer frei. Kleine Lastwagen hatten uns in die Berge gebracht. Den Rest des Weges legten wir zu Fuß zurück. Die Begleiter luden die Teilnehmer ein, einander auf das aufmerksam zu machen, was ihnen auf dieser letzten Wegstrecke besonders auffiel. Sie erinnerten an die Geschichte des

Pfades, auf dem die Menschen jahrhundertelang als Pilger und Sucher unterwegs waren. Die Gastfreundschaft der Einheimischen machte es möglich, daß eine Hirtenfamilie in einem der abgelegenen Räume des Klosters eine wohlschmeckende Mahlzeit vorbereitete, während die Gruppe arbeitete.

Viel Erregung und Neugier bei der Ankunft im Kloster. Die Gruppe schaute sich auf Wegen und Räumen, im verwilderten Garten des Klosters und in der kleinen Kapelle um. Wir, die Begleiter, gaben dem großen Erdgong seinen Platz. Er würde, in einem alten Maulbeerbaum befestigt, den Mittelpunkt bilden. Im Schatten des Baumes warteten die Begleiter auf die verstreute Gruppe.

Nach der Rückkehr vom Erkundungsgang fanden alle ihren Platz im Schatten auf dem Mäuerchen, das die Terrasse abgrenzte, und es wurde still. Bevor wir anfingen, machten wir in der Gruppe eine Bestandsaufnahme, die klärte, wie unser Weg bisher war und was uns erwartete. Mit einer Ankunftsmeditation, so hatten wir uns vorgenommen, wollten wir die Verbindung zu diesem Ort und die Sammlung für den Tag einleiten.

Ankunftsmeditation
«Bereitet euch darauf vor, daß dieser Ort das Geistige und das Leibliche in euch gut verbindet, denn da hinten wird gut gekocht für uns. Außer uns kamen und kommen noch immer andere Besucher mit unterschiedlichen Absichten her, bleiben einige Zeit und verlassen diesen Platz wieder, so wie wir auch. Wir aber werden länger als üblich bleiben und auf verschiedenen Ebenen Nahrung suchen. In der Natur und im Schweigen, im Leiblichen und im Geistigen. Nun spürt euch an euerm Platz, laßt alles zusammenfließen. Du

kannst dich fragen: Welchen Wunsch habe ich heute? Welche Stimmung nehme ich wahr? Bin ich noch unterwegs, oder bin ich wirklich angekommen? Horche in die Stille des Ortes. Diese Stille kann dich den ganzen Tag begleiten, auch wenn du nicht daran denkst. Sie ist da und wartet, wenn du zu ihr zurückkommen möchtest. Du kannst dich von ihr immer beruhigen lassen. Und wenn du jetzt die Augen aufmachst, ist vielleicht etwas hinzugekommen, wovon du bemerkst, daß es dich mehr anspricht als zuvor.»

Der Beginn mit einer Meditation erwies sich als fruchtbar, wie wir in der Sammelrunde erfuhren. Einige fühlten sich in der Gegend aufgehoben und von ihr angezogen. Sie sprachen über die besonderen Schönheiten, die sie entdeckten. Da waren der Weitblick, das Dunstige am Horizont, das Spiel von Licht und Schatten unter dem Maulbeerbaum, wildwachsende Blumen, das Verfallene des Klosters und die Kargheit seiner Räume. Der Duft von Pinienharz, das herzliche Lachen der Leute, die für uns kochen, die Wärme der besonnten Steine.

Mit wenigen Worten führten die Begleiter in das Thema Aufrichten des Verkrümmten ein.

Einen Kraftplatz suchen

«Eure Aufgabe heißt: Ihr habt jetzt 20 Minuten Zeit, herumzugehen und Kraftplätze zu suchen. Wir machen euch aufmerksam, es gibt Plätze, die man nicht nur mit den Augen entdecken kann. Es gibt auch Plätze, die kann man leichter mit den Füßen erspüren. Benutzt beides, eure Augen und eure Fußsohlen. Spürt durch eure Fußsohlen, wo euch die Erde gut trägt, probiert sie mit den Füßen aus, um zu merken, wie sie euch Kraft gibt. Bleibt dort eine Weile, und laßt die Augen wandern. Schaut euch um in diesem Kraftbereich, und nehmt auf, was euch in die Augen fällt. Es wird eurer Verkrümmung und Verformung entsprechen. Seid auch auf solche Dinge aufmerksam, die mit euch zu tun haben, entweder weil sie verformt oder weil sie unversehrt geblieben sind. Ihr wißt noch nicht, ob es ein kleines Stück Holz oder ein Steinchen oder eine Pflanze ist. Nehmt, was immer ihr findet. Wenn das Gefundene nicht gerade die Größe eines Baumes oder eines Felsens hat, bringt es mit. Wenn das nicht geht, nehmt es als Bild in euch hinein.»

Die Gruppe führte ein Suchritual durch, das wir zu einem bestimmten Zweck einsetzen. Es wird die mit dem Thema gestellte Frage ins Symbolische vertiefen. Die gefundenen Gegenstände, die verformten und die intakten, beinhalten symbolisch alles Wesentliche des Themas. Die Idee vom Kraftplatz dient als tragende Sicherheit für das, was gefunden wird, auch wenn es Schmerzhaftes symbolisiert. Der Kraftplatz bildet den soliden Grund, auf dem der Prozeß der Symbolisierung stattfindet. Außerdem führt das Wählen des richtigen Kraftplatzes hin zu einer gefühlten Verbundenheit mit der Natur. Schließlich tritt noch ein Sicherheit gebendes Gefühl hinzu, weil man mit anderen als Zeugen das Geeignete für sich entdeckt hat.

Die Teilnehmer machten sich angeregt und gespannt in Fünfergruppen auf den Weg nach dem «richtigen» Kraftplatz. Sie probierten, erwogen und einigten sich, welcher Platz geeignet war, indem sie durch die Sensibilität der anderen die eigene erweiterten. In den kleinen Gruppen sollte die Entscheidung weniger über den Kopf als sinnlich durch die Fußsohlen getroffen werden. Zugehörigkeitsgefühl erwächst aus der Erfahrung, gleichberechtigt zu sein und Entscheidungen mitzutragen. Die Gruppen wußten noch nicht, was sie finden würden, aber jedem wurde bei dieser Suche bewußt oder unbewußt das Stärkende der Erde und das Verkrümmende aus den gelebten Geboten und Verboten angeregt.

Identifikationsübung
Wir verbrachten, im Kreis sitzend, einige Zeit damit zu, die Mitbringsel vorzustellen und uns mit ihnen zu identifizieren: «Schaut euch das Mitgebrachte an, und leiht ihm eure Stimme, damit es von sich reden kann, oder hört es als Dialogpartner, zu dem ihr sprecht. Ihr habt etwas mitgebracht, und es hat damit zu tun, was aus eurem Leben geworden ist, mit all den Verhinderungen und Verwachsungen, die euch nicht genug Raum gegeben haben. Wer will anfangen?»

«Ich habe nicht genug Licht bekommen, um zu gedeihen.» – «Ich bin zerbrochen, an manchen Stellen abgestorben.» – «Ich bin das Kraut, das in einer Felsenritze wächst. Sie läßt mir kaum Platz zum Atmen.»

In der Gruppe verdichtete sich die Atmosphäre und wurde gedrückter. Nacheinander legten alle ihr Symbol mit einer Widmung für das Gelingen des Tages unter den aufgehängten Gong.

Die Gruppe machte im Verlauf der Identifikation eine wichtige Entdeckung. Mit Hilfe des mitgebrachten Symbols läßt sich Erlebtes ausführlicher schildern und tiefer spüren. Bekanntlich ist die Äußerung von negativen Gefühlen für viele etwas Verbotenes, etwas, das man am liebsten unter den Teppich kehrt, weil man sonst Schwierigkeiten bekommt. Die Mehrzahl durfte als Kind in der Familie das Verbotene vielleicht bemerken und fühlen, es aber nicht straflos offen zeigen oder gar darüber sprechen. Die Übung durchbricht dieses Schweigen.

Nachdem der letzte Teilnehmer der Runde sein Mitbringsel vorgestellt und mit der Widmung für ein gutes Gelingen niedergelegt hatte, herrschte eine klare, weiche Atmosphäre. Das Suchen des Kraftplatzes, das Äußern in der Identifikation und die guten Wünsche mündeten in ein starkes Zusammengehörigkeitsgefühl. Es sollte uns als Plattform für unser Vorhaben dienen und die nötige Sicherheit und Unterstützung für die Begegnung mit dem Verkrümmten und Verformten bieten.

Der Kyparissos-Mythos
Wir schlugen vor, unsere Arbeit an einer der Zypressen, die das Kloster umgeben, fortzusetzen. Die Gruppe setzte sich im Kreis um einen besonders hoch aufragenden Baum. Wir nahmen in einer Wahrnehmungsübung Kontakt zum Baum und zu den anderen Zypressen in der Umgebung auf. Wir sahen das Hellgrüne und das Dunkel in den dichten Zweigen, das schlanke Aufragen, den festen Stand, das Wiegen der Baumkrone im Wind. Die Zypresse richtete sich geradewegs zum Himmel. Wir beendeten die Übung mit dem Sammeln von Einfällen.

Wir fuhren fort mit einigen Auskünften zur Zypresse, die in dieser Gegend heimisch ist. Welche Lebensbedingungen braucht sie? Welche Landschaften verschönert sie? Gutgewachsene, schöne Frauen und Männer werden im griechischen Volksmund mit Zypressen verglichen. In seiner Geradlinigkeit hat dieser Baum in der Antike sogar einen Mythos angeregt. Er handelt von dem schönen jungen Kyparissos. Er liebt ein Mädchen seines Dorfes, wagt es nicht, ihr seine Liebe zu gestehen, aus Angst vor Ablehnung. Ihre Familie ist angesehen und reich, seine arm. Insgeheim liebt das Mädchen auch ihn, doch er weiß es nicht. Weil sie so nicht weiterleben will, bittet sie Artemis, die Göttin der

Jagd, sie in eine Hirschkuh zu verwandeln, in der Hoffnung, Kyparissos zu begegnen. Sie wußte, daß er das Waldleben und die Jagd liebte. Die Begegnung findet statt. Kyparissos empfindet eine unendliche Liebe zu dem schönen Tier, das ihm fortan auf dem Fuße folgt. Im Spiel mit ihm wird es kräftiger, so daß er es zu seinem Reittier macht. Eines Tages verwundet er seinen Liebling aus Unachtsamkeit mit seinem spitzen Speer. Er trifft so unglücklich, daß er zusehen muß, wie das Tier verendet. Er klagt sich wegen seiner Ungeschicklichkeit an und die Götter, weil sie das Unheil zuließen. Als er erkennt, daß die Götter das Tier nicht dem Tod entreißen können, verfällt er in die Leblosigkeit einer verzweifelten Trauer. Untröstlich ist er über seinen Verlust. Apollo, der täglich die Erde mit seinem Licht besucht, will ihn trösten. Er verwandelt ihn in einen unförmigen Stein am Ort des Unglücks. Apollo bemerkt nach einiger Zeit, daß der in einen Fels verwandelte Jüngling es schwer hat, weil er unentwegt stöhnt, wenn der Wind stark weht. Sein Stöhnen zeigt, noch immer kann er seinen Schmerz und seine Trauer nicht aushalten. Er verwandelt den kargen, unförmigen Fels: Es beginnen Blätter und Zweige aus ihm zu wachsen, die zu einem schlanken Baum werden. Nun kann Kyparissos im Jahreslauf seinen Ausgleich finden. Er weint im Frühjahr mit den Zapfen seine Tränen, die hart werden und zu Boden fallen. Er ragt in den Himmel und wiegt sich im Wind. Sein Stamm, so hart wie ein Stein, erinnert an die frühere Versteinerung des Jünglings. Nun aber beteiligt er sich am Leben, seine Zweige sind weich und bringen sein Schicksal im Laufe eines Jahres in ewiger Wiederkehr zum Ausdruck.

Erdungsübung
Wir zeigten der Gruppe, wie man Boden bekommt. Wir machen es uns zu einer Gewohnheit, den Boden, der uns bei unseren inneren und äußeren Schwingungsausflügen trägt, als eine bewußte Unterstützung einzubeziehen. Ängste vor dem Absturz können wir nicht gebrauchen.

Der Verlauf der Erdungsübung zeigte uns, wieviel an Bereitschaft zur Transsonanz in der Gruppe vorhanden war. Wir bemerkten die Gelöstheit, das gleichmäßige Atmen bei einzelnen. Wir sprachen davon, wie es war, sich in dieser Übung zu öffnen. Alle fühlten sich sensibler und sicherer. Der Boden für das kommende Zypressenritual schien ausreichend vorbereitet.

Das Zypressenritual
Die Gruppe wurde zum Zypressenritual eingeladen. Mit diesem Ritual gehen wir dazu über, die Aufgerichtetheit und die Energie, die wir über den Mythos in uns aufgenommen haben, zu spüren: «Wir können die Verkrümmung und Verformung, die wir im Leben erfahren haben, in der Berührung mit der aufrecht stehenden Zypresse verändern. Geht in Fünfergruppen, macht einen Kreis um die Zypresse, schaut sie an, nehmt sie in ihrer Gestalt ganz in euch auf. Während ihr schaut, erinnert euch an die Geschichte des Kyparissos. Laßt euch ein auf das, was kommen will. Bringt die Betroffenheit über das, was in euch mitgeschwungen ist, zum Ausdruck. Laßt vertrauensvolle Gefühle zu. Unser Wunsch ist, daß ihr erfahrt: Ich kann doch sehen und spüren, wie die Zypresse sich zeigt in ihrer Aufgerichtetheit, die Kyparissos symbolisch in ihr tagtäglich lebt. Also zieht ihn als Gegenüber zu Rate, kommt mit dem Baum ins Gespräch: ‹Ich stehe vor dir, was kann ich dir sagen? Wenn ich du wäre,

was könntest du zu mir sagen?› So daß ihr über euren Fragen, die ihr heute entwickelt habt, und über all das, was jetzt in euch an Erlebnissen schwingt, mit seiner alten Weisheit ins Gespräch kommt. Die Weisheit ist für euch da, wenn ihr den Baum mit einbeziehen. Wenn ihr dann später den Baum umarmen möchtet, wird er euch etwas von seiner Weisheit geben. Er trägt ja diese erstarrten Tränen, die durch die Jahreszeiten zum Ausdruck kommen. Wer weiß, wie weit ihr euch damit identifizieren könnt, mit dem Erstarrtsein, mit dem felsharten Körper, den wir am liebsten sein möchten, wenn wir die Trauer nicht zulassen.»

Die Gruppen traten an die Zypresse, fühlten ihre gefurchte Rinde, schauten an ihr empor, liefen um sie herum oder lehnten sich an sie und versuchten so mehr von ihr zu erfahren. In ihren Dialogen mit der Zypresse nahmen sie den Kyparissos-Mythos zum Ausgangspunkt. Er gibt den Bezugsrahmen für diese symbolische Begegnung. Einige Teilnehmer, die schmerzlich zu weinen begannen, erhielten Unterstützung von anderen. Einige äußerten ihre Gefühle und ordneten miteinander ihre Eindrücke. Mit dem kleinen Erdgong gingen wir von Gruppe zu Gruppe und gaben unterstützende Schwingungen. Jedem war die Möglichkeit gegeben, sich von der Schwingung zu nehmen und sich noch tiefer zu spüren, damit die Begegnung mit Verkrümmtem und der Schwingung dazu verhalf, eine Umwandlung zu erleben.

Wir setzten das Ritual fort. Die Kleingruppen faßten sich an den Händen, richteten, indem sie sich nach außen lehnten, den Blick nach oben: «Findet eure Schwingung, und bringt das, was ihr spürt und meint, in eurem Summen zum Ausdruck. Gebt alles, was mitschwingen will, in euer Summen hinein.»

Die Gruppen standen und schwangen mit ihren Körpern. Sie summten miteinander, allmählich entstand aus den verschiedenen Tonlagen ein harmonisches Summen, ein sanfter Ton, den sie hielten und immer wieder erneuerten, anschwellen und abschwellen ließen, bis die eintretende Stille das Ritual beendete.

Austausch
Nach dieser Übung wollten die Kleingruppen, an ihren Zypressen lehnend, miteinander sprechen. Wir überließen sie ihren Gesprächen, in deren Verlauf einige, die während des Rituals nicht dazu gekommen waren, etwas nachholten. Sie äußerten sich über die Entdeckungen des Ungelebten und über das, was Aufrichtung brauchte und was sie unternommen hatten. Einige, die Betroffenheit zeigten, wurden von den anderen darin unterstützt und umarmt. Langsam wurden die Gespräche lebhafter. Vieles war zu sagen über das Verkrümmte, das nicht leben durfte, vieles über die neuen Möglichkeiten, es wieder aufzurichten.

In der Runde sprachen wir anschließend mit der wieder versammelten Gruppe über Gebote und Verbote in der Kindheit und im gegenwärtigen Leben und faßten die Einsichten in Sätze, welche die Erfahrungen auf den Punkt brachten. Es waren Tränen des Zorns, des Schmerzes und der Trauer geflossen, und der tiefe Wunsch war gespürt worden, das Verkrümmte mehr zu beachten und dem Bedürfnis nach Aufrichtung nachzugehen.

Der Heimweg war heiter und gelöst, voller Lachen und Frische, eine Beobachtung, die wir häufig machen, wenn eine Gruppe tief im Trauerthema gewesen ist. Trauer und Freude sind Geschwister.

Rückblick
Als Begleiter suchten wir Verbündete für die Entwicklung und die Bereicherung der Transsonanz. Mit der Erzählung dieses Mythos knüpften wir geistig an eine alte Tradition an. Mit der Wahl des Klosters, das seit langem im Zeichen der Suche nach Stärkung und Wiederaufrichtung stand, hatten wir einen symbolträchtigen Ort. Ein weiterer Verbündeter war der Mythos. Jeder Verbündete erhöhte die Sicherheit auf unserer Expedition. Im Rückblick auf den Tag erscheint es uns als Begleiter, als habe sich zum erstenmal in der Gruppe das Verständnis entwickelt, daß der Gong als Schwingungsträger in der Lage ist, nicht nur zu durchdringen, sondern das Vermiedene überhaupt erst spürbar zu machen und die Begegnung mit ihm auszuhalten. Da die Gruppe ein erstaunliches Verständnis für die Symbolerfahrung und das Gemeinschaftsgefühl zeigte, ist bewußt geworden, wie der Gong zu neuen leiblich-seelischen Neuformungen verhilft.

Uns freute es zu sehen, wie der Gong in neuen Dimensionen erfahren wurde. Die Gruppe wurde sicherer in der Erweiterung ihrer Erfahrung, nahm den Gong als Verbündeten in der Aufrichtung an, nachdem der Mythos des Kyparissos einen Rahmen für das persönliche Thema bot. Die Solidargemeinschaft zu fünft wurde an diesem dritten Tag erstmals als tragend empfunden.

Alte Wunden ausheilen

Die Umgebung dieses Tages war ein wildes Felsental, zu dem die Gruppe über eine Stunde wanderte. Die Wahl des Ortes und die Vorbereitung der Bühne überspringt der Bericht und beginnt mit der Anfangsmeditation.

Anfangsmeditation

«Bleibt bei dem Platz, den ihr gefunden habt. Öffnet die Augen für die große Aushöhlung des Felsentales, in der wir uns befinden. Sie schenkt uns Verborgensein und Geborgenheit. Seht, was in der Rauheit der Felsen wächst, was sich in ihren Formationen festkrallt, in den Spalten Nahrung findet und in dem felsigen Untergrund tiefe Wurzeln schlägt. In eurer Phantasie könnt ihr das Tal hinaufgehen bis dorthin, wo das Wasser entspringt. Der Bach hat einen weiten Weg hinter sich, und je nach Jahreszeit fließt er kräftig und dann wieder schwach, stets hinterläßt er seine Spuren in einem scheinbar unverwüstlichen Gestein. Vom Teich hier, wo sich das Wasser sammelt und Tieren einen Lebensraum gibt, fließt es weiter in andere Gegenden, anderen Aufgaben zu. Ihr könnt das leise Plätschern hören, die Farben im Herbstlaub sehen. Spürt euch, schaut euch um und hört. Macht euch durch Augen und Ohren vertraut. Das Plätschern wird immer dasein, als wollte es uns den ganzen Tag etwas zuflüstern. Ihr spürt jetzt mit geschlossenen Augen die Einwilligung, die der Platz euch gibt.

Spürt, ob etwas in euch das Angekommensein wünscht. Vielleicht sagt etwas von diesem Ort zu dir: ‹Du bist willkommen, du wirst erwartet, hier in dem riesigen Uterus.› Erinnert euch an den Weg, den ihr zurückgelegt habt, die Mühen, die vielen Schritte, die Gespräche und wie sich währenddessen etwas innerlich in euch vorbereitet hat. Was suchst du heute hier? Spüre, wie du langsam mehr und mehr hier ankommst und deinen Platz einnimmst, vertraue deinen Gedanken und deinen Empfindungen. Vergewissere dich mit allen deinen Sinnen.»

Seinen Platz suchen
Nachdem die Aufmerksamkeit der Gruppe wieder nach draußen gerichtet war, begannen sich kleine Gruppen zu fünft auf den Weg zu machen mit der Anweisung, einen Platz der Geborgenheit zu suchen. Wir baten sie, vorsichtig zu sein und ihren Platz so zu finden, daß er in Hörweite liegt. Sie kletterten langsam im Gelände herum, keine der Gruppen schien mit dem ersten Platz, den sie ausprobierte, zufrieden zu sein. Diese Exploration der Umgebung kann eine Hilfe sein, sich die gewünschte Nähe oder den stimmigen Abstand herzustellen.

Schließlich waren die Kleingruppen in dem Felsenbau auf Hörweite verteilt und behielten dort ihren Platz bei.

Klanggeburtsritual
Nachdem alle gut untergekommen waren, begannen wir mit dem Klanggeburtsritual: «Seht euch um, wo die andern sitzen, wie ihr dasitzt. Seht euch den Nachbarn oder die Nachbarin an, dann berührt einander mit den Händen, schaut in die Umgebung. Nehmt die Bilder in euch auf, die ringsherum sind. Schließt die Augen, und vertraut auf diesen Platz. Kommt in Kontakt mit dem Boden, auf dem ihr sitzt. Bemerkt auch, wo ihr unsicher seid, wo es vielleicht für andere unsicher ist. Ihr seid in dieses Tal eingebettet, somit ein Teil des Ganzen, gehalten und genährt. Wie ist es, am Ganzen teilzuhaben? Neues entsteht, und Altes vergeht jede Sekunde, das geschieht auch hier. Wir wollen mit dem Naheliegendsten beginnen. Das ist das Fließen des kleinen Baches, der euch etwas erklärt von der Ewigkeit. Er war eine Wolke, die aus dem Meer stieg und ihre Tropfen auf den Berg fallen ließ. Der Berg hat das Wasser weiterfließen lassen. Es wird von hier aus weiterfließen bis ins Meer, ein ewi-

ger Kreislauf. Laßt euch die Geschichte erzählen, dann wißt ihr bald, woher ihr kommt. Der kleine Bach erzählt euch die Geschichte dieser Schlucht, so daß ihr wißt, wo ihr seid, und ihr spürt, was im Werden ist.»

Der kleine Erdgong wurde angeschlagen. «Laß dich von der Schwingung der Mutter Erde erinnern an das, was im Werden ist: der Fels, die Sträucher, der Baum und jede Pflanze. Jeder Zweig schwingt mit dem Wind. Vertraue auf das, was die Schwingung dir erzählt, und sei ein Teil des Ganzen.»

Nach einer Pause wurde der Erdgong allmählich bis zum Höhepunkt geschlagen und verklang. Sprache und Gong wechselten einander ab. «Horcht noch einmal hin. Der frisch aufsteigende Klang bleibt nicht ewig. Kommt mit der Schwingung und während der Schwingung in das Leben, und laßt sie verklingen. Versucht das Leben zu genießen, es richtig zu leben, solange es schwingt.»

Nach längerer Pause, in der das Plätschern des Flüßchens uns begleitete, wurde wieder ein starker Klang aufgebaut. «Vertraue diesem Mitschwingen, dieser Erdenschwingung. Es ist eine neue Möglichkeit für dich, genügend Schwingungskraft zu haben, um danach eine neue Ankunft zu probieren. Spüre, wenn es wieder still wird, den Nachklang in dir. Stell dir vor, wie die Jahrtausende vergehen, während die Geschichte des Werdens und Vergehens stattfindet. Wir sind jetzt eine Sekunde in der riesigen Weltzeit. Spürt in euch, wie offen ihr auf die verschiedenen Schwingungen reagiert. Erlaubt euch an dem Platz, wo ihr sitzt, euch den Schwingungen zu öffnen, so daß ihr einander in Offenheit begegnen könnt. Schaut in eure verschiedenen Lebensbereiche, in denen es mal zuwenig und mal zuviel Schwingung gab. Der Weiher hier erinnert euch, es gibt eine Zeit des Stillstandes. Das Wasser ruht aus, bevor es sich wieder in

Bewegung setzt. Spüre deinen Atem, dein Getragen-Sein, spüre, zur Ruhe gekommen zu sein. Du bist in diesem Uterus der Natur beschützt. In seiner Enge ist schon vieles gewachsen und vieles vergangen. Laß den Atem dich tragen, und vertraue dem Boden, der dich trägt. Wenn der große Ton gleich ertönt, töne mit. Erlaube dir jetzt, zum Mitgestalter deines Lebens zu werden.»

Der große Symphonic-Gong am Rand des Weihers wurde pulsierend und laut angeschlagen. Während er klang, fuhren die Begleiter fort: «Bereite dich für das große Erlebnis vor, den großen Gongschlag. Bereite dich vor, damit du hörst, wie die ganze Welt darin ertönt. Und jetzt...» Der Symphonic-Gong wird in ein kraftvolles Rauschen gesteigert bis zur äußersten Lautstärke. Schwebende Stille, nachdem der letzte Klang verhallt ist.

Die Gruppen saßen regungslos mit verschränkten Händen. Es dauerte mehr als zehn Minuten, bis die ersten die Augen aufmachten und sich streckten. An den Gesichtern konnten wir erkennen, daß sie sehr weit weg waren. Jetzt war nicht der Zeitpunkt, ein austauschendes Gespräch über das Erlebnis zu führen. Deswegen gaben wir nur kurze Hinweise, die anderen zu fühlen und ihre Anwesenheit wahrzunehmen.

Die Gemeinschaft lebte wieder auf, als die Gruppe im Halbkreis um den Gong saß, der am Weiher aufgestellt war. Für die «neugeborenen Wesen» gab es etwas symbolisch Nährendes in Form von Früchten und kleinen Zimtkuchen.

Der Platanenmythos
Über den Weiher streckte eine riesige Platane ihr Geäst aus. Wir begannen, von der Platane zu erzählen. Wir sprachen von der Bedeutung, die sie zu einer Zeit besaß, als die

Götter noch in freier Natur verehrt wurden. Unter dem Blätterdach der Platane waren die Menschen beschützt, brachten Opfer, vertrauten ihr als Vermittlerin zwischen dem Himmlischen und dem Irdischen. Sie verband das Natürliche mit dem Übernatürlichen, war verehrungswürdig wegen ihrer Langlebigkeit im Gegensatz zur Kürze des menschlichen Lebens. Und weil sie den Zyklus von Leben und Tod jedes Jahr durchlief, gab sie Hoffnung, daß das Sterbende wiedergeboren wird. So wie wir heute, saßen die Philosophen des Altertums gerne unter der Platane. Sie glaubten an ihre besonderen beruhigenden Schwingungen. Die Menschen haben sich unter der Platane immer wohl gefühlt.

Wir leiteten über zum Erzählen des Platanenmythos: Er handelt von einer Königstochter, die von den Göttern in eine Platane verwandelt wird, um sie vor einem elenden Schicksal, für das ihr Vater sie bestimmte, zu schützen. Als Platane überlebt sie, sich jedes Jahr voller entfaltend, im Kampf gegen die Widrigkeiten einer rauhen Natur. Narben zeugen von ihrer langen Geschichte. Unsere Platane ist mehrere hundert Jahre alt, ein Paradebeispiel für das Überleben unter schwierigen Bedingungen. Das Laubdach ausladend, der Stamm vielfach beschädigt und vernarbt.

Unsere Einladung, an die Platane heranzutreten und ihre Narben zu betrachten, brachte Bewegung in die Gruppe. Der Boden war übersät mit feuchtem Platanenlaub in den bunten Herbstfarben Gelb, Ocker bis Tiefrot. Wir wollten die Narben der Platane symbolisch versorgen. Die Begleiter machten es vor und legten Platanenblätter auf Stellen des Baumes, so wie man ein Pflaster auf eine Wunde legt. Wer wollte, konnte dasselbe tun. Viele Hände näherten sich, berührten die Narben. Die Augen wurden geschlossen, um besser zu spüren. In einem stillen Hin und Her wurden Blätter gesucht und auf die «Wunden» gelegt. Manche blieben in Kontakt mit dem Baum, andere gingen zu ihrem Platz im Halbkreis zurück. Das Warten der Gebliebenen veranlaßte uns, ihnen zu sagen: «Ihr könnt bleiben, wenn ihr wollt.» Sie wirkten bewegt.

Wir boten ihnen Unterstützung für ihre Bewegtheit an, erinnerten an ähnliche Erfahrungen, die sie in der Schlucht ihres Lebens gemacht haben, an ähnliche Narben und Wunden an ihrem Körper und in ihrer Seele. Der Zustand der Resonanz mit der Platane rührt aus der Identifikation und löst das Mitfühlen aus. Wir machten sie aufmerksam auf diese Situation, faßten unsere Beobachtung ihrer Reaktion in Worte und luden sie ein, weiter zu forschen und auszuprobieren und herauszufinden, was sie mit der Platane gemeinsam hatten. Wir waren als Begleiter für sie ansprechbar. Einige schmiegten ihre Gesichter an die Narben, zwei lehnten sich mit dem Rücken gegen den Stamm, die Augen geschlossen. Wir sahen die verschiedensten Gebärden der Zuwendung und der Tröstung, betroffene Mienen.

Paula schluchzt heftig auf. Wahrscheinlich wurden in der Identifikation mit dem wunden Baum ihre eigenen Verwundungen deutlicher gespürt. Die anderen reagierten teilnehmend, sie traten spontan näher, hoben feuchtes Blattwerk auf und legten liebevoll Blätter auf die Körperstellen, die ihnen die Betroffene zeigte. Es folgte eine bewegte Zeit des Mitfühlens, weil andere Teilnehmer ähnlich wie Paula den Wunsch hatten, ihre Wunden symbolisch von anderen mit den heilsamen Blättern belegen zu lassen. Die kleine Gruppe am Baum stand auf den mächtigen Wurzeln: «Spürt jetzt eure Füße, und berichtet, wie es sich anfühlt.» Aus den Antworten erfuhren wir, daß sie sich in ihrem Wundsein sicher mit den Wurzeln verbunden und vom Wasser getränkt fühlten. Unaufgefordert umarmten sich die Teilnehmer, lachten, weinten, bedankten sich untereinander. Ehe das Ganze sich auflöste, bildeten wir, Hände haltend, einen Kreis um die Platane, schauten sie an, ließen ihr Bild in uns hinein, öffneten uns für ihre Urkraft, bedankten uns mit einem Wort oder einem Satz bei ihr. Mit dem Rücken zum Stamm spürte der Kreis die Unterstützung aus ihrer Urkraft, bevor jeder mit einem Schritt nach vorn sich löste, um sich wieder mit aufgefüllten Kräften auf den Weg zu machen.

Einzelarbeiten

Selbstvertrauen stärken

Wir machten ein Angebot zur Einzelarbeit mit dem Ziel, vorhandene Schwingung mit dem Gong zu verstärken. Susan meldete sich, weil sie Angst hatte vor dem, was sie erwartete. Susan sollte sich Verstärkung durch zwei Helfer holen, die sie auswählte.

Susan entschied sich für Wolfram und Rita. Sie zeigte ihnen, wo sie sich hinstellen sollten. Wolfram sollte, falls Susan weinte, seine Hand auf den hinteren Schulterbereich legen. Rita brauchte sich nur zu Susan zu stellen und mitfühlend an sie zu denken. Susan suchte sich ihren Abstand zum Gong und schaute auf den Transsonanz-Kreis, den sie vor sich auf den Boden gelegt hat.

BEGLEITER: «Spüre in dein Bild hinein, und wenn du in Kontakt bist, nenn deine Frage.»

SUSAN: «Wie soll ich mit dem Alleinsein umgehen? Wie wird meine Arbeitssituation sein? Beide Fragen sind miteinander verbunden, aber die zweite Frage ist mir wichtiger.»
BEGLEITER: «Was ist mit deiner beruflichen Situation?»
SUSAN: «Ich möchte gern mehr als... Ich habe Angst vor finanziellen Nöten.»
BEGLEITER: «Fragst du dich, wie kann ich meine Angst aushalten lernen?»
SUSAN: «Wie vertrau ich mir, daß ich das richtig mache?»
BEGLEITER: «Wo spürst du die Angst?»
SUSAN: «Im Bauchbereich, meine Kehle ist wie zugeschnürt.» (Sie weint, Wolfram legt ihr die Hand auf die Schulter.)
BEGLEITER: «Spür die Hand von Wolfram. Wende dich an den Gong, und sage laut, was du dir wünschst.»
SUSAN: «Ich wünsche mir Vertrauen in mich selbst, aus dem ich Struktur gewinne.»
BEGLEITER (der Gong wird schwellend angespielt): «Bereite dich vor, sag mir, wenn der Klang gut für dich ist... Atme aus, und spür dich selbst. Der Gong kommt zu dir als Verbündeter in deinen sicheren Bereich. Erinnere dich, was du bewältigt hast, wo es dir gutging. Laß das Gute, was damit zusammenhängt, zu... Spüre dich in den Schwingungen, und laß dich von ihnen in deine Zukunft tragen bis zu dem Punkt, wo du deine Angst überwunden hast. Sei neugierig, wo du landest. Irgendwo ist dieser Ort, und wenn du ihn gefunden hast, gib mir ein Zeichen. Vertraue, daß du ihn findest. Die Schwingungen unterstützen dich dabei. Ein Ort, an dem du sicher bist und deine Angst hinter dir liegt... Schau dich um an diesem Platz. Wo stehst du, wie alt

bist du? Fühle in dir, all das erreicht zu haben. Spüre deine Lebendigkeit ... Dreh dich um, und schau dir den Weg an, den du zurückgelegt hast in all seinen Stationen. Was ist dir begegnet? Welche Hilfen hast du in Anspruch genommen? Schau, was dir zu Hilfe gekommen ist.»

(Susan blieb ruhig in sich gekehrt. Sie brauchte Zeit, um sich zu vergewissern.)

BEGLEITER: «Wende dich wieder dem Gong zu. Was möchtest du noch sagen? Du bist jetzt an dem Platz in der Zukunft.»

SUSAN: «Ich sehe einen Weg.»

BEGLEITER: «Komm näher zum Gong. Hier ist der Schlegel. Versuche das, was du gesehen und gespürt hast, in einen Gongschlag umzusetzen, und sag den Satz dabei.»

SUSAN (holte mit einer fließenden Bewegung aus und schlug kraftvoll an): «Es gibt einen Weg!» (Sie rief laut, dann zuckte sie zusammen, sank etwas in sich und weinte nach innen.)

BEGLEITER (führte Susan mit dem Rücken zum Gong): «Nimm seine Schwingung an, was hört dein Rücken? Was spürst du noch? Laß es dich spüren, dreh dich um, und sag es dem Gong.»

SUSAN: «Ich habe meine Stärke, meinen Mut, meine Weiblichkeit durch mich selbst. Ich spüre, was in mir ist.»

BEGLEITER: «Schau Wolfram an, und sage es ihm.»

SUSAN (zu Wolfram): «Meine Stärke, mein Mut, meine Weiblichkeit habe ich durch mich selbst.»

BEGLEITER: «Spüre die Trauer wie eine Welle, die kommt und geht ...»

(Susan berührte Rita in einer schutzsuchenden Gebärde und beruhigte sich.)
«Nun sag dir ein Wort des Dankes dafür, daß du so mutig warst und etwas für dich getan hast.»
SUSAN: «Ja, es war mutig von mir, und ich hab was für mich getan.» (Sie weinte immer noch ein wenig, als sie an ihren Platz zurückfand, aber ihr Gesicht hatte einen getrösteten Ausdruck. Sie erhielt von der Gruppe, die sie wieder in ihren Reihen aufnahm, die gewünschte Ruhe und Zeit.)

Diese Einzelarbeit von Susan ging über in Kleingruppenarbeit, die das Thema fortsetzte. Was wir mit Susan erlebt hatten, traf auf eine starke Resonanz in der Gruppe. Das brachte uns Begleiter auf den Gedanken, der Bangigkeit gegenüber der Zukunft weiter nachzugehen und Sicherheit zu geben, um sich auf etwas Kommendes vorzubereiten.

Wir gaben eine Anleitung für Dreiergruppen zur Imagination von Schwierigkeiten, die den Prozeß fortsetzte: «Wer glaubt, es könne schwierig werden, kann so vorgehen: Frage dich, was könnte schwierig werden? Was könnte fraglich sein? Schau auf dein Bild. Wenn du es gefunden hast, hol dir Sicherheit aus deiner Vergangenheit und vom Gong. Suche eine Situation aus deinem Leben, in der du etwas bewältigt hast und es dir gutging.» (Jetzt gibt ein Helfer Unterstützung durch leise Gongklänge.) «Schau auf das Gute, und nimm es mit auf deine Reise in die Zukunft. Gehe so weit, bis du weißt, du hast das Schwierige erreicht. Geh noch weiter. Jetzt liegt das Schwierige hinter dir. Du bist an einem Punkt, wo du es geschafft hast. Schau zurück, wie du hierher gekommen bist ... Spüre dir nach, äußere deine Gefühle, und übertrage sie an den Gong. Schließ ab mit einem kleinen Dankesritual an dich, an die anderen und an den Gong. Wenn etwas kommt, was nicht zur Reise gehört, mache die Augen auf, und suche Unterstützung bei den anderen.»

Abschließend besprachen die Begleiter mit Susan und jenen, die in den Kleingruppen die Übung gemacht hatten, was Sicherheit gegeben und was sich geändert hatte.

Unabgeschlossenes klären

Die Gruppe zeigte in der Runde ihre Zukunftsbilder, Eindrücke und Einsichten wurden ausgetauscht. Ein gemeinsamer Abschied bringt stets Abrundung, und die hält den Weg offen, im Leben auf das Erfahrene ohne belastende Trauer zurückzugreifen. Es folgte eine Einladung, sich für den Abschied zu öffnen. Die Frage lautete: «Welche Hindernisse gibt es, gut Abschied zu nehmen? Worauf muß ich verzichten, was ist zu betrauern?» Die Gesprächsrunde war lebhaft. Susan fand sich unabgeschlossen und durcheinander, weil sie nicht erkannte, wohin ihr Weg sie führte. Auf ihrem Zukunftsbild, einer Berglandschaft mit einer leuchtenden Sonne am Horizont, war der Weg verstellt durch einen massigen schwarzen Felsbrocken. Der Gegensatz von angenehmem Weg, hellem Licht, Mühelosigkeit des Wanderns und dem unüberwindlichen Hindernis beschäftigte sie. Auf unsere Frage hin war sie einverstanden, aktiv auf ihre Verwirrung mit zwei Gongs zuzugehen. Sie stellte sich, ihren Abstand ausprobierend, inmitten des Kreises, den die Gruppe bildete, zwischen zwei polare Gongs, den Mondgong im Rücken, den Sonnengong vor sich.

BEGLEITER: «Stell dir vor, aus welchem Abstand du dich darauf einlassen möchtest. Stell dich vor den Mondgong. Welche Entfernung ist gut für dich, um dich mit ihm anzufreunden? Du kannst jetzt, wenn du den Klang hörst, davor stehen. Spüre die Erde unter dir. Gründe dich. Und wenn du die Augen schließt, spüre, ob du bereit bist aufzunehmen, was dort hinten auf dich wartet.» (Klänge)

«Strecke die Hände aus, nimm es mit deinen Händen auf, als ob du es schon erreichen kannst. Die Schwingung kannst du dir holen. Sie fließt in dich hinein. Laß es deine Hände aufnehmen. Es ist das, wo du hin möchtest. Es ist deine Richtung. Nimm es nicht nur mit den Händen auf, atme es auch ein. Spüre, wie die Schwingung dich erfüllt.»

«Töne mit, laß es kommen, daß ihr eins werdet... und trage, was jetzt in dir schwingt, mit deinem Tönen weiter. Es macht dich sicher, daß es nur in dir ist.» (Susan beginnt erst leise, dann stärker zu tönen.)

«Schließ es in deine Hände, nimm es an dich, spür dich in deiner Schwingung, und nimm jetzt auch das Tönen nach innen. Es ist dein Ton, der dich schon jetzt erfüllt und beleuchtet. Du nimmst ihn mit, er wird deine Stärke, wenn du dir vertraust. Zusammen mit dieser Stärke und allem, was du in dir hast, kannst du anfangen, dich mit den großen schwarzen Steinen zu beschäftigen, sie dir anschauen. Die Hände vor deinem Bauch und die Schwingung in dir sind dein Schutz. Spüre, wie es gehen kann. Ich möchte, daß du die Kraft zur Konfrontation in dir spürst.»

«Fühle die Verbindung zum Gong hinter dir. Sieh dir an, was da im Weg liegt. Nimm den Schlegel, und hole aus, wage dich dran, so weit, wie du standhalten kannst.» (Susan schlägt den Gong mehrfach kräftig an.) «Töne, was du dem entgegensetzen kannst.» (Die Gruppe tönt mit.) «Atme aus, spüre, wie das eine mit dem anderen zu tun hat, töne und schau, wie du mit deinem Ton etwas öffnen kannst, was bisher verschlossen war...» (Susan tönt kraftvoll, anhaltend und wird dann, weiterhin in sicherem Stand, still.) «Spüre mal nach an der Stelle, von der der Ton ist, und spüre das Gute, was von dort kommt. Die gute Schwingung... und was es für dich spürbar macht... und wie das, was du weißt, zusammenfließt. Schau zurück auf den Weg, den du gemacht hast. Wie willst du Abschied nehmen, dir danken?»

Susan zeigt sich in der Nachbesprechung ihres Klärungsversuchs gelöst und zufrieden. Im Tönen fand ihre Phantasie einen Weg, das Hindernis zu umgehen. Was sie damit abschloß, wollte sie für sich behalten, es war ihr ausreichend klargeworden.

Äußerungen von Teilnehmern

In den Sammelrunden nach Übungen oder Inszenierungen war es für uns interessant, von den Erfahrungen und Entdeckungen der Teilnehmer zu erfahren. Es folgen Erfahrungen aus drei verschiedenen Sammelrunden, in denen wir nachfragten, was erlebt wurde.

1. Teilnehmer äußern sich nach Klangexperimenten
Alle hatten in Fünfergruppen mit einem ausgewählten Gong Klänge ausprobiert und sich mit ihrem Wunschklang beschäftigt. Die Spielenden versuchten sich zum erstenmal an diesem Instrument. Zusammen mit dem Gongspieler, der mit Lautstärke, Dauer, Rhythmus, Schwellung experimentierte, suchte die zuhörende Person, ihren Lieblingsklang herauszufinden. Die übrigen drei der Gruppe gingen einfühlend in Resonanz.

«Der Gong war für mich, als ob sich das Universum mir vorstellte. Ich kriege Lust, selbst etwas mit dem Gong zu machen. Diese Klangvielfalt! Dann meine Frage: Ich bin das Kraftvolle, und wer bist du?»

«Ich habe überhaupt nichts erlebt und bin erstaunt darüber, wieviel die anderen mitzuteilen haben. Ich frage mich, ob ich mich nicht zu sehr schütze.»

«Ich merke bei mir Wut, weil ich mich nicht für einen Gong entschieden habe. Wußte nicht so recht, welcher mir gefällt. Aber irgendwo dazwischen zu stehen, das hasse ich. So zwischen Vater und Mutter, immer hin und her, und ich war zwischendrin und hab gehalten. Eine Entscheidung hätte mich überfordert. Jetzt steh ich zu dem und lasse das andere.»

«Allerdings frage ich mich, wie kriege ich die Dinge zusammen. Ich war total verwirrt, kriegte fast eine Panik. Wie kriege ich das alles sortiert? Kann ich mich darauf verlassen, wenn ich meine Träume lebe, daß ich den Schutz habe wie bisher?»

«Den Symphonic-Gong kannte ich ein bißchen und habe dann die anderen gelassen. Im Körper habe ich eine horizontale und eine vertikale Bewegung gespürt. Das hat für den Tag gereicht, und es ist mir gut dabei gegangen.»

«Ich bin froh, daß wir heute stark in der Erde verankert sind. Beim Sonnengong war ich froh für das Nachklingen. Wie wichtig das ist, weiß ich erst seit heute.»

2. *Polarität von Männlich – Weiblich*

In der Sammelrunde nach der Übung zum Thema Männlich – Weiblich mit polaren Gongs kamen viele ausführliche Äußerungen. (Die Namen der Teilnehmer sind geändert.)

KARL: «Der erste männliche Gongschlag ist in meinen Leib eingedrungen und hat mich berührt von den Füßen bis zum Kopf. Eine wunderschöne Erfahrung, weil ich mich als Mann voll, ganz, kräftig, gut und potent gefühlt habe. Der zweite männliche Gongschlag erfaßte mich nicht wie der erste, es war, als ginge er um mich herum, streifte mich an der Oberfläche, an der Haut, an den Kleidern. Er wob mich ein in seinen Klang, aber er vermochte mich nicht so zu berühren. Als es hieß, den Gong zu wechseln, suchte ich nach dem Weiblichen in mir, in meinem Leib, und ich fand es im Bauch, in den Weichteilen, in meiner Mütterlichkeit, in der Fürsorglichkeit und meiner Fähigkeit zur Hingabe. Der Gong erfüllte mich mit diesem Schönen, was ganz anders war. Ich spürte eine große Wärme, aber auch etwas Unberechenbares, eine große Umarmung, ein Vollsein, rund, weich. Jetzt aber sehne ich mich nach dem Männlichen zurück, das ich noch einmal im Gong hören möchte.»

LEA: «Ja ich möchte vorlesen, wie ich den männlichen Gong erlebt habe:
Rate wer ich bin,
ich bin ein Held,
ich habe Lust, dich zu fressen,
ich weiß nicht, was hier los ist, ich fühle mich prächtig,
wie stark ich bin, es schüttelt mich gradezu durch.
Alles ist bei mir außen.
Wie schön ich bin.
Aber ich kann knurren.»

WERNER: «Ein weiter Horizont spannt sich aus über dem blauen Meer. Die Wellen breiten sich aus, verlieren sich. Ich tauche ein in das blaue Wasser. Das Blau wird zum durchsichtigen Rosa, eine Vagina kommt näher, sich öffnend und einladend, sie gleitet vorüber, ich sinke tiefer, schwerelos, ruhend.»

ELVIRA: «Es wachsen Wurzeln aus meinen Füßen und Händen. Ich trage einen großen Gesang in mir und viele Geschichten. Ich liege auf dem Rücken einer Schildkröte, die mich durch graue Zeit trägt. Ich komme in eine ruhige, getragene Pendelbewegung, die mich einschwingt in einen Urrhythmus. Ich bin durchpulst von Leben.»

MARGA: «Ich spürte meinen Oberkörper weit werden und gleichzeitig Aufrichtigkeit, Befreiung und Freiheit. Beim zweiten Gongschlag empfand ich eine starke Schwingung im Becken, Vibration, Öffnung nach oben ... sehr angenehm. Beim weiblichen Gongschlag sanfte Bewegungen der Oberarme. Eine unglaubliche Zartheit ist in dieser Bewegung. Immer wieder die gleiche Bewegung, ein leichtes Bewegen und Bewegtwerden. Dazu ein Bild, ein starkes, sehr schönes Bild von Weichheit, zwei überdimensionale Pobakken und ein gelber Lichtstrahl hinein. Es kommen weitere Farben dazu, Rosa und Hellblau, ein feines Schwingen, welches in spiralförmige Bewegungen übergeht.»

STEPHANIE: «Ich bin weiblich und spüre die Schwingungen im Becken, im Bauch. Sie dehnen sich aus, wie die Wellen des Lebens. Ich wechselte zum Männlichen nicht gerne. Dann spürte ich Befreiung im Herzen, wie zwei silberne Monde. Strahlen gehen hinab, wie silbernes Licht. Das wachsame Auge bewacht mit guten Gedanken den Raum.»

ANNETTE: «Ich stand zuerst beim weiblichen Gong und habe in mir eine tiefe Wärme empfunden, Vibrieren, Hingewendet-Sein, Offen-Sein. Ungern habe ich zum männlichen Gong gewechselt. Dort habe ich Kraft und Stärke empfunden, besonders im Rücken. Er hat das Rückgrat richtig aufgerichtet. Ich habe aber immer noch die Hände ausgebreitet, um die Schallwellen besser auffangen zu können. Und hab doch das Empfinden gehabt, beides in mir zu integrieren, wobei der weibliche Anteil eher noch den männlichen durchstrahlt.»

VERA: «Ich war zuerst beim Erdgong, bei den weiblichen Schwingungen, habe Wärme gebraucht. Dann hab ich zum männlichen Gong gewechselt und habe dort eine unglaubliche Stärke im Rücken gespürt, ja mehr, einen ganz klaren Rückhalt, einen Schauer und aus diesem Schauer in der Mitte Feuer, Kraft, die rausschlägt. Aber ich glaube, es ist auch die weibliche Seite, die darin mitstrahlt, für mich gehört beides zusammen.»

3. Äußerungen aus Abschlußrunden

LISA: «Fühle mich ruhend und geborgen bei mir. Natur ist für mich sehr wichtig. Geöffnet habe ich mich manchmal mehr, als ich wollte. Ich erkenne, daß ich mich zu sehr anpasse an vorgegebene Schwingungen. Es muß mir bewußter werden, daß der Gong für mich geschlagen wird. Habe mich getragen gefühlt.»

RITA: «Ich bin im Einklang mit mir. Es gab von Tag zu Tag eine Steigerung in mir, um Schwingungen zu erleben. Dies war für mich ganz zentral.»

RUTH: «Hab mich sehr wohl gefühlt. Ich spüre, daß ich mit einigen Dingen nicht in Kontakt bin, das ist für mich in Ordnung. Wären wir länger zusammen, würde ich mit denen auch in Kontakt kommen. Ich wünsche mir, daß ich in Schwingung bleibe, wobei ich weiß, daß dies abnehmen wird. Ich werde mit Gongarbeit weitermachen.»

LEA: «Ich fühle mich zu hoch oben, aber lebendig. Dann der Tag, an dem ich erstmalig wieder mit links gemalt habe. Wichtig, dies wieder für mich zu integrieren. Mein Satz lautet: Hell und dunkel bewegen sich kraftvoll auf der Spirale.»

MARTHA: «Ich fühle mich unruhig. Ich freue mich auf zu Hause. Am Meer hab ich überall Felsspalten gesehen, die sich geöffnet haben. Ich finde es mutig, mich gestellt zu haben und daß ich bei mir bleiben konnte. Ich habe eine Menge Erkenntnis gewonnen. Ich wünsche mir, daß ich mich selbst mehr nehmen kann.»

MARIA: «Ich fühle mich im Gleichgewicht und den Schmerz in mir. Bisher ist es mir immer gelungen, mich unter Kontrolle zu bringen, nun ist es durchgebrochen. Schmerz ist auch Lebensqualität. Wichtig ist es für mich, meinen Schmerz mitzunehmen und umwandeln zu können. Ich bin der Gruppe dankbar für ihre Unterstützung. Ich wünsche mir, daß ich auf diesem Weg bleibe.»

CHRISTOPH: «Lebendig und aufgeregt bin ich, weil ich Abschiede nicht so gerne habe. Freudig im Kopf, im Bauch noch Hunger. Mein Satz heißt: Ich lasse mich ein. Ich habe das Tresorschloß entdeckt, und es macht Lust, auszuprobieren, wie es aufgeht. Der Tresor ist voll. Ich habe dich gern gehabt, Kristine, deine Bestimmtheit. Klarheit, die nicht vereinnahmt, sondern gewähren läßt. Jorgos, ich habe Vertrauen in dich und spüre dein Wohlwollen.»

KÄTHE: «Ich fühle mich gerührt und geerdet. Erst habe ich bei mir einen Mangel an Integration gespürt, das hat sich verändert. Ich kann mich mehr konfrontieren. Wünsche mir besseres Ohr für Positives.»

Dorothee spricht von Überfülle, vom Anschluß an kosmische Energie über Orte und Rituale, wie sie es als Kind intensiv erlebt hat. Jetzt war sie in Gemeinschaft und nicht isoliert. Sie ging vom Diffusen zur Zentrierung, wurde lebendiger, freudiger. «Meine Spirale im Zentrum des Transsonanz-Kreises», sagt sie, «macht mich hoffnungsvoll. Ich will die Form weiterentwickeln.»

Ursula fühlt in sich eine Stärke, gepaart mit Weichheit, die sie genießt. Am wichtigsten war ihr der Felsentag, der das

Weiche und das Starke verband. Mit ihrem Transsonanz-Kreis fühlt sie sich verbunden mit der Erde, streckt sich zum Himmel und dehnt sich in alle Seiten.

Sylvia hat ihren starken Kern erlebt, aber er ist nicht in ihrer Mitte. Sie ist in Schwingung geraten und hat deshalb keine Sorge, ihre Mitte zu finden. Sie hat Aufwind bekommen. Begleitung bedeutete ihr Kopf, der Gong der Bauch. Es ist ihr gelungen, beides ab dem zweiten Tag zusammenzubringen.

Karl sagt, er sei weich, geerdet. Er freut sich auf die kommende Zeit. Kommt aus einem verzehrenden, strengen Leben. Im Transsonanz-Kreis ist er seinem Vulkanischen begegnet, seiner Tiefe, seiner Insel.

Ute fühlte sich voll, reich, beschenkt. Viele Jahre war sie beschäftigt mit der Holocaustgeschichte ihrer Familie. Sie glaubt, dieses Schicksal allmählich annehmen zu können. Sie will sich erinnern an die Momente der Geborgenheit.

Heidi befindet sich im Abschiedsschmerz und in der Vorfreude auf zu Hause. Sie kann noch lebendig sein, wurde wachgerüttelt. Im Transsonanz-Kreis nimmt sie eine geordnete Pflanze mit. Die Begleitung gab ihr Energie, die sie nährt, stärkt und lebendig fühlen läßt.

Peter kam mit dem Wunsch nach Rückzug und probierte es andersherum. Er erlebte einen tiefen Kontakt zum eigenen Feuer, das Kraft und nicht Gefahr bedeutet. Er spürte Lust und Trauer zusammen und will sich Kraft für den Alltag mitnehmen.

Kapitel V

Zur Praxis der Gongarbeit

Bezogenheit – eine zentrale Größe

Der Mensch muß sich als Bezogener erleben, um sich als Ganzheit zu fühlen: bezogen auf sich selbst, auf das Du, auf die Welt und die Transzendenz. Dieses Bild impliziert, daß wir dem Menschen Möglichkeiten bieten sollten, diese Bezogenheit zu erfahren. Wir haben diese Vorstellung auf zwei Wegen ins Praktische übersetzt durch das Transsonanz-Modell und durch das Begleitmodell mit den dazugehörigen stützenden Säulen.

Damit wenden wir uns bewußt gegen Tendenzen der Verkürzung des Menschenbildes, die sich im Gefolge der Ökonomisierung der psychosozialen Versorgung bemerken lassen. So kann es geschehen, daß menschliche Situationen auf Symptome reduziert werden. Dies führt nicht selten dazu, daß sich der betroffene Mensch in seinem Heilungsbedürfnis verkannt fühlt. Solche Sichtweisen vernachlässigen das natürliche gesundheitserhaltende Gefühl, Bezogener zu sein. Je mehr diese Bezogenheit fehlt, desto größer sind die Löcher im lebenslangen Prozeß der Identitätsbildung.

Rückblickend und anknüpfend an unsere vorgenannten Konzepte, die aus der Begegnung und Arbeit mit Menschen in den letzten Jahren entstanden und keinesfalls Produkte vom grünen Tisch sind, wollen wir die Bedeutung einiger Punkte hervorheben.

Bei aller Theorie, Methodik und Technik dürfen wir niemals die zentrale Stellung der Bezogenheit aus den Augen verlieren, die wir für ein Lebensprinzip halten, mit dem wir der Entfremdung und Verdinglichung wirksam begegnen können.

Die Geschichte unserer Entdeckungen begann vor mehr als zehn Jahren. Als erstes rückte der Gong als faszinierendes Instrument ins Blickfeld. Er machte uns, Kristine und Jorgos, schwärmerisch, und wieviel könnten wir darüber schreiben! Bald fiel uns auf, daß etwas fehlte. Ein Spieler, der den Gong betätigt, würde das Bild vervollständigen. Nun schien es uns, als ob es neben dem Instrument auch den Spieler in seinem Verhältnis zum Gong zu beschreiben gäbe. Unser Bild erweiterte sich bald um einen zweiten Spieler. Sie begegneten einander und dem Gong. Natürlich waren wir sicher, daß wir nun noch mehr zu erzählen hätten. Was wäre alles zu berichten, wenn es sich um eine Gruppe und mehrere Gongs handelte?

Bei jeder Erweiterung unseres Bildes wurde uns klarer, was wir bisher übersehen hatten. Es konnte nur daran liegen, daß der Gong unsere ganze Aufmerksamkeit mit Beschlag belegt hatte. Es erstaunte uns, was wir alles an den weiteren Beteiligten übersehen hatten. In diesem erweiterten Blickfeld spielte sich etwas Zusammenhängendes ab, und die einzelnen Teile waren sehr stimmig. Nacheinander tauchten der Gong, der einzelne, die anderen Menschen um ihn, die Gesellschaft, die Kultur, das ökologische Umfeld und die Begleiter und noch vieles andere auf, was man nur mit einem Vergrößerungsglas sehen könnte. Und jedes hatte seine Vergangenheit und gewiß auch seine Zukunft. Die vielen Perspektiven verwirrten uns anfangs, aber dann dachten wir, fasziniert von einer übergreifenden Stimmigkeit, es würde leicht sein, alles zu beschreiben und zu erklären. Als wir das versuchten, stellte sich heraus, wir konnten die Abläufe und die Handlungen nicht fassen. Sie schienen uns zu komplex, um alles Wesentliche zu berücksichtigen.

Wir mußten ein neues Modell finden, wenn wir uns verständlich machen wollten. Wir haben uns an diese Aufgabe herangewagt. Wir glauben, der Leser selbst wird froh sein, unser breit angelegtes Modell der Transsonanz vorzufinden, auch wenn es zuerst einen schwierigen Eindruck macht.

Als wir soweit gekommen waren, hatten wir endlich die Grundlage, den Gong aus seinem rein «animistischen Milieu» und aus der Verdinglichung herauszuholen und ihn in seiner wahren Potenz in einen neuartigen Kontext einzubinden. Er erhielt ein «gesundendes Milieu» mit anthropologischem Boden und mit persönlichkeitstheoretischer Ausstattung. Damit kann man sich in der Anwendung des Gongs auf sicherem Boden bewegen.

Zentrierungen der Gongarbeit

Lebenslang, als Kinder und als Erwachsene, sind wir immer wieder entwicklungsfördernden und -schädigenden Einflüssen ausgesetzt, die sich im Identitätsgefühl niederschlagen. Die integrative Gongarbeit versucht gleichzeitig zwei Anliegen zu beachten. Das Gesunde in der Person ist zu stärken und zugleich das Geschädigte anzurühren und zum Ausdruck zu bringen. Die Begleiter müssen wissen, welche Schädigung vorliegt, weil es nur dann gelingen kann, daß die Schwingungserfahrungen aufgenommen und heilend verarbeitet werden. Wir stützen uns auf die Klassifikation der Schädigungen aus der Integrativen Therapie, die danach fragt, ob es sich um neurotische Konflikte, Defizite, Traumatisierungen oder Störungen handelt.

1. Umgang mit neurotischen Konflikten
Von Menschen, die sich einander widerstrebenden, gegenläufigen Spannungen ausgesetzt fühlen, sagen wir, sie stehen in einem Konflikt. Konflikte bringen sich körperlich durch Verspannungen, Verkrampfungen und Blockierungen zum Ausdruck. Im Seelischen bemerkt man sie an der Zerrissenheit, die einen ausfüllt, und im Geistigen an der Unvereinbarkeit und Widersprüchlichkeit im Identitätserleben. Um wieder ins Gleichgewicht und in eine einheitliche Identität zu kommen, müssen die Konflikte verlebendigt und zur Lösung gebracht werden.

Strategie
– Der Gong führt an Verkrampfungen, Verspannungen und Blockierungen körperlicher, gefühlsmäßiger Art und an Imaginationen, die sie begleiten, heran.
– Sie werden wahrgenommen und akzeptiert als das, was ist.
– In der Verlebendigung des Konflikts werden Gegensätze fühlbar, sichtbar und hörbar, die einander hemmen, und nun, indem die Person sie zum Ausdruck bringt, einander gegenübergestellt. Beispielsweise werden die Seiten des Konflikts durch verschiedene Gongs dargestellt. Wir arbeiten mit Identifikation und Dialog, der Ausdruck erfolgt über Stimme, Bewegung und kreative Medien.
– Wir fördern die Resonanzerfahrung mit polaren Gongpaaren, die spezifisch ausgewählt werden. Die Konfrontation gipfelt im Zulassen der bisher unterdrückten und ver-

miedenen Gefühlsanteile. Von der Schwingung eines Gongs unterstützt, stärkt man die Resonanz für den einen Teil des Konflikts. Wechselweise begibt sich die Person, unterstützt vom polaren Gong, in den Ausdruck des bislang vermiedenen Teils. Die Gongschwingungen bringen das Gegensätzliche in freie Schwingung. Erfahren werden Engung und Weitung im Wechselspiel und schließlich im Ineinandergreifen bis hin zur lösenden Integration der Gegensätze.

– Wir erkunden, wieweit die Lösung des Konflikts fortgeschritten ist und was offenbleibt. Die Lösung drückt sich in der spürbaren Stimmigkeit des Identitätsgefühls und der Ausgewogenheit der beteiligten Polaritäten aus. Meistens ergeben sich aus der Integration weiterführende Fragen und neue Themen.

2. Umgang mit Defiziten

Defizite gehen auf fehlende oder einseitige Anregung des Organismus zurück. Wir erkennen sie am Mangel von Wahrnehmungs- und Ausdrucksfähigkeit. Es fehlt auch an Selbstbeherrschung und Beständigkeit von Gefühlen, an Phantasie, Willenskraft und an der Fähigkeit, zu anderen Menschen einen guten Kontakt zu haben. Aufgrund der Wahrnehmungslücken werden die Lebensbereiche, welche die Identität stützen, nicht wahrgenommen und genutzt. Die Person erlebt Bedürftigkeit, Kindlichkeit, Abwarten, die Ichgrenzen verschwimmen, sie fühlt sich abhängig von Führung. Defizite brauchen zielgerichtete Anregung, um sich zu entwickeln. Durch den Gong kommt die Person in den nährenden Kontakt mit Schwingungen, die sie für ihre Entwicklung braucht.

Strategie

– Wir beginnen mit dem Wahrnehmen des Defizits in der Resonanz und erforschen gemeinsam, wie sich das anfühlt und woher das Gefühl bekannt ist.

– Es wird erinnernd (Klangreise in die Vergangenheit oder Gongmeditation) vertieft.

Die Szenen werden bildlich vorgestellt, die mit dem Defizitgefühl verbunden sind.

– In der vergegenwärtigten Szene nicht gespürte Wünsche, unfreiwillige Verzichte und frühere wichtige Bedürfnisse, die hätten erfüllt werden müssen, werden erkundet: Was wurde damals (und wird noch hier und jetzt) gebraucht, um sich geschützt und sicher weiterzuentwickeln?

– Bereitmachen und Sich-Öffnen für das Auffüllen und die Anreicherung durch Klänge und Schwingung, u. U. mit differenzierter Gongwahl und eventuellem Zuschreiben von hilfreichen Rollen und Qualitäten an den Gong.

– Absprechen der Klänge, Klang- und Ruhephasen, wie sie gewünscht werden. Vielleicht Ausphantasieren der Erlebnisse, die zu erwarten sind. Abklären von Gefahrenpunkten, für die Sicherheiten eingebaut werden.

– Der Begleiter oder die Person selbst spielen nun den Gong in der vereinbarten Weise an. Sie empfangen genießend, was an Impulsen kommt, geben dem Ausdruck im Bewegen, Atmen, Singen. Es folgt eine Phase von Stille und Wirkenlassen. Dem Empfangenen einen Platz im Inneren einräumen. Die gespürte Fülle, den Reichtum, der sich nun entfaltet, aneignen, soweit man ihn für diesen Augenblick braucht und möchte, und alles übrige, das zuviel ist, vorbeifließen lassen.

– Unerfüllbare Erwartungen als überflüssig gewordene Illusionen verabschieden, loslassen und betrauern.

– Sich vorstellen, was nach dieser Bereicherung in der Zukunft anders werden könnte.
– Im Nachgespräch das Erreichte herausschälen, benennen und als Entwicklungsschritt bestätigen, so daß es zur Integration kommen kann.

3. Umgang mit Traumatisierungen

Unter Trauma ist ein übermäßig stark stimulierendes, verletzendes Ereignis zu verstehen, z.B. körperliche Verletzung, plötzliche Trennung. Es hinterläßt normalerweise Verformungen in der Person. Erkennbar sind Traumatisierungen im leiblichen und seelischen Nicht-fühlen-Können. Sie hinterlassen blinde Flecken in der Identität, Löcher in der Erinnerung. Zur Heilung werden gemäßigte und kontinuierliche Anregungen benötigt, in denen sich die Person absolut sicher getragen fühlt. Der Gong vermittelt zusammen mit den vorbereitenden Maßnahmen die Erfahrung von Sicherheit, Geborgensein und Stärke. Im Erlebnis des Fließens mit der Schwingung, also in der Transsonanz, können feste Verformungen wieder plastisch und die Neugestaltungsprozesse in der Person aktiviert werden. In der vom Gong ausgelösten und gestützten Transsonanz entfalten sich transformative Prozesse, die in eine Metamorphose einmünden.

Es ist damit zu rechnen, daß das Trauma durch die Klangerschütterung reaktiviert wird. Wie schützen wir uns vor der Überflutung durch Schmerz und Angst? Hier erweist sich der Gewinn des sorgfältig aufgebauten Kontextes, der wie ein Netz Halt gibt. Bedrohliche, belastende Empfindungen und Phantasien kehren zwar zurück und werden aktuell, aber spielen sich im geschützten Rahmen einer Begleitung ab, in der mitmenschliche Solidarität, eine klare Zielstruktur und eine verläßliche Erdung sich beweisen können. Der Gong löst das traumatische Geschehen, dessen Verheimlichung oder Nicht-Mitteilbarkeit in die Einsamkeit führte, und holt es zurück in die teilnehmende, mitschwingende und verstehende Gemeinschaft. Diesmal ist man nicht allein, nicht ungeschützt und nicht ohne Aussicht auf Bewältigung. Die neue Szenerie gibt die unterstützenden Momente, die gebraucht werden, um der damaligen Bedrohung und Verletzung in voller Sicherheit wieder zu begegnen. Diese positiven Erfahrungen bilden ein verläßliches Gegengewicht. Werden sie durch Rituale strukturiert, mildert sich die emotionale Belastung und beschleunigt sich die Vernarbung alter Wunden.

Wir sehen also, in diesem neuen, von uns mehrfach abgesicherten Kontext gewinnt die traumatische Szene aussichtsreiche Qualitäten. Der Schlag, der Schrei, die Empörung, das Recht dazuzugehören, der gigantische Klang, die Größe des Schmerzes, den man nun zeigen kann, ein Ausdruck, der früher fehlte und gebraucht wird, alles dieses dient zur Heilung der Traumatisierung. Der Schmerz wird der Welt mitgeteilt. Die Anwesenden werden zu mitschwingenden Zeugen, die beistehen und verstehen. Aber nicht nur das stützt und gibt Kraft. Der machtvolle Gong, mit dem sich die traumatisierte Person identifiziert, gibt den Zugang frei zu Empfindungen und Phantasien von Größe und Kraft, die endlich zum Ausdruck finden. Das Opfer erlebt sich als handelnde, kräftige, Widerstand leistende Person und wird als solche von außen gesehen und bestätigt. In diesem Prozeß kommen die neuen Bedingungen zum Bewußtsein. Wie eine Teilnehmerin sagte: Ich gewinne gegen den unsagbaren, ungeheuren Schmerz, auch wenn ich nahe an ihn herangegangen bin.

4. Umgang mit Störungen

Wenn in der Entwicklung klare und eindeutige und konstante Kontakte, Anweisungen und Zuwendung fehlen, entstehen Störungen. Die Person verliert die Fähigkeit, sich durch Sprache oder Gefühlsäußerungen mitzuteilen, dafür entwickelt der Körper, weil er sich selbst überlassen ist, gezwungenermaßen Ausdrucksformen, hinter denen die Person an sich nicht steht. Somit sind der ausdrückende Körper und die wünschende Seele nicht miteinander verbunden. Solche Menschen fühlen sich in ihrer Identität schwankend und zerbrechlich. Das Gegenmittel ist Klarheit der Bezogenheit, Sicherheit in Mitteilungen und Ausdruck in Anwesenheit mitfühlender Menschen. Übergeordnetes Ziel ist also, das Leibliche und das Seelische in Einklang zu bringen.

Strategie

– Wir geben mit dem Gong sensibilisierende, aber eindeutige Anregungen, die sowohl das Verstummte als auch das Lebendige ansprechen. Die Schwingungen können stark oder schwach, weich oder hart, leise oder laut und vieles mehr sein. Hauptsache ist, sie vermitteln die Erfahrung von durchgängigem Kontakt und größter Eindeutigkeit.

– Wir geben neue Anregung durch den Gong, damit wir zum körperlichen Empfinden und zum Fühlen kommen und das Nicht-Harmonische, das Abgespaltene und Gegensätzliche immer deutlicher erfahren werden kann. Durch differenzierte Unterstützung ist es möglich, daß viele Polaritäten spürbar werden, so daß die Disharmonie zwischen dem Leiblichen und dem Seelischen wahrgenommen wird.

– Die Person öffnet sich für die polaren Schwingungen. Durch das Sich-Öffnen wird der Körper zum Resonanzboden, d.h. in seiner Ganzkörperlichkeit bestätigt. Jetzt sind wir in Kontakt mit körperlichen und seelischen Anteilen, und diese können entweder harmonisiert werden oder ihre geklärte Polarität beibehalten. Somit haben wir einen klaren, eindeutigen polaren Teil wiederentdeckt und ihm einen Platz gegeben. Diese Erfahrungen können mit kreativen Medien festgehalten und besprochen werden.

Verwendung des Gongs für die eigene Entwicklung

Du brauchst erst einmal wie jeder andere Spielpraxis. Lerne den Gong in seiner Stille kennen. Erst wenn du ihn besser kennengelernt hast, vertrauter mit ihm bist und lustvolle Erfahrungen mit ihm gemacht hast, kannst du es mit der Zeit bis zur Professionalität bringen und ihn heilsam einsetzen. Für den Anfang mache es wie in einem akustischen Labor. Entlocke dem Gong Klänge von wechselnder Dauer auf verschiedenste Weise mit Gummibällen, einem Geigenbogen, einem Fingerhut, den Fingern, den Handflächen, mit allen möglichen Anschlagstärken. Du wirst überrascht sein, immer wieder andere Klangqualitäten zu entdecken.

Als nächstes kannst du dich mit dem beschäftigen, was in dir mitschwingt und in der Stille nach dem Klang in dir auftaucht: Bilder, Symbole, Erinnerungen, Körperempfindungen. Das macht dir den Resonanzbereich deines Körpers allmählich vertrauter. Wenn du dabei bleibst, wird dich der Gong an die Stellen führen, an denen du blockiert bist und dich noch nicht schwingend einlassen kannst. Wenn du in dir Blockierungen feststellst, ist zu empfehlen, mit der Vibration weiterzugehen. Du füllst die blockierten Körperräume mit Vibration, so daß du mit Vorsicht darangehen kannst, die vorgefundenen Grenzen zu dehnen. Wenn du vor dem Gong stehst und ihn anschlägst, kommt die Vibration auf dich zu. Sie ist klar, unverdächtig, ungefährlich, aber nah. Willst du weitergehen, nimmst du die Stimme hinzu. Bei alledem bleibst du spielerisch innerhalb deiner Grenzen. Erzwinge nichts, und übertreibe es nicht. Die Überforderung könnte einen Absturz in Verlorenheit und Grenzenlosigkeit bewirken.

Was in dir ausgelöst wird, fängst du mit Farben, mit Formen auf, indem du malst, oder mit Worten, indem du schreibst. Schau dir nach einiger Zeit das Gemalte oder Geschriebene wieder an. Das gibt die Gelegenheit zum Vergleich, zum Nachvollziehen von neuen Erlebnisformen und ist außerdem günstig für eine integrierende Rückschau. Mit jeder Erfahrung wirst du mehr bemerken, was der Gong für dich bedeutet und wie er auf dich wirkt. Du wirst sensibel werden für die richtige Zeit, um dich mit dem Gong zu beschäftigen. Wenn du das Malen oder Schreiben als Ausdrucksform unterläßt, wirst du vielleicht enttäuscht sein, weil du keine Spuren mehr in dir findest, wenn alles verklungen ist.

Das Experimentieren bringt dich an den Punkt, an dem du vorsichtig beginnen kannst, den Gong für dich einzusetzen. Du kannst mit bestimmten Wünschen für deine Entwicklung an ihn herangehen. Möchtest du eine Kräftigung deiner Phantasie und deiner Imagination erreichen, geh nach dem Klang in die Stille. Diese führt in das Reich der inneren Bilder. Möchtest du dem Gong leiblich begegnen und dich von ihm erfüllen lassen, geh in eine gesammelte, gut geerdete Entspannung und laß einen Gongteppich erklingen, der dich trägt und nährt. Ist es dein Wunsch, Stimmungen und Gefühle intensiver zu spüren und auszudrükken, versuche die passenden Klangfarben zu finden. Du kannst im Gong sogar ein Gegenüber finden, mit dem du dich konfrontieren kannst. Aber sei achtsam, du bekommst mit der nächsten Klangwelle genau das zurück, was du hineingegeben hast.

Das Ziel, das du mit dem Gong verfolgst, sollte vorher schon festliegen, damit du später weißt, ob du da bist, wohin du wolltest. Der Gong ist ehrlich und direkt. Obwohl er etwas Übermächtiges an sich hat, ist er auch verläßlich. Er gibt dir durch sein Anschwellen, den Höhepunkt, sein Verklingen und die wieder eintretende Stille ein Maß, wie du auf eine Anregung vollkommen ehrlich und direkt reagieren kannst.

Wir wollen dir ein paar Übungen an die Hand geben. Für alle Übungen brauchst du Ungestörtheit und Zeit.

1. *Grundübung in 8 Schritten*

a) Mit beiden Füßen auf dem Boden stehen, damit du mit dem Körper frei schwingen kannst. Das baut die Schwingungsbereitschaft auf.

b) Für diesen Moment den richtigen Abstand zum Gong suchen, um Kontakt mit ihm zu halten. Wenn du zu weit von ihm entfernt bist, geht der Klang verloren, bist du zu nah, ist der Klang vielleicht zu eindringlich.

c) Nimm den Gong in seinem Aussehen wahr, schließ dann die Augen, um die Aufmerksamkeit für das Hören zu steigern.

d) Experimentiere damit, dich für den kommenden Klang zu öffnen und zu schließen. Frage dich, wieweit du dich heute öffnen willst. Gehe respektvoll mit dem noch Verschlossenen um. Sei dir bewußt, du suchst nicht die Grenzenlosigkeit, sondern eine Erweiterung zu deinem augenblicklichen Standpunkt.

e) Schaffe innerlich Raum durch wiederholtes Ausatmen, das öffnet die Resonanzräume in dir.
f) Stell dich darauf ein, daß gleich der Klang ertönt. Stell dir vor, wie der Gong klingen wird, bevor der Ton kommt. Achte darauf, daß du diese Phase der Klangerwartung nicht überspringst, sonst fällst du in den Klang hinein.
g) Jetzt ist es soweit: Du schlägst den Gong an, bis du deinen Klang gefunden hast.
h) Wenn der Gong ausschwingt, geh mit ihm in die Stille, spüre, horche abwartend in dich hinein, was sich in dir bewegt: Phantasien, Gefühle, Körperempfindungen, Stimmungen. Begrüße sie als die deinen.

2. Singen mit dem Gong

Bedenke, daß du mit zwei Instrumenten zu tun hast, das eine ist der Gong, das zweite bist du mit deiner Stimme. Und so wie du den Gong vorbereitet hast, poliert, abgestaubt, mußt du auch deine Stimme bereitmachen. Beginne mit Dehnübungen des Körpers, gehe über zu starkem Atmen, wobei du deine ganze Aufmerksamkeit auf deine Ausatmung lenkst. Lehne dich von innen an deinen Körper, als ob du dich auf ihn stützt. Versuche, dabei Entspannungstöne zu machen wie Seufzen, Gähnen, Räuspern und Lachen. Nun bist du auch als Instrument vorbereitet für das Singen mit dem Gong. Entweder kannst du den Gong anschlagen und seinen Ton weitersingen, du kannst ihn ansingen, oder ihr singt zusammen, und du läßt deine Stimme von seinem Klang stützen. Wir sind sicher, wenn du weitermachst, wird deine Stimme mit ihm viel Freude haben.

3. Resonanzbewegung zum Gong
Du nimmst den Klang des Gongs auf und bewegst dich mit ihm. Sorge dafür, daß du nach dem Anschlagen immer in die Stille und in dich hineinspürst. Laß die Resonanz in dir unmittelbar in Bewegung übergehen, und bring die neue Empfindung als Anschlag wieder auf dem Gong zum Klingen. Du kannst deinen Körper nach und nach ins Spiel bringen, dich vom Gong weg und dich wieder auf ihn zu bewegen, bis du möglicherweise in einen Tanz übergehst. Du befindest dich für einige Zeit in einem Wechsel von Klang, Resonanz, Stille und Bewegung.

4. Dialogübung mit dem Gong
Besinne dich auf eine Situation, in der es um Auseinandersetzung und Begegnung ging und in der du deinen wirklichen Ausdruck nicht gefunden hast. Mit dieser Übung machst du den Gong zu deinem Verbündeten in dieser Situation. Ihr könnt miteinander ausprobieren, wie es ist, jemanden anzuschreien, ihm zuzuflüstern, ihn auszulachen, ihn zu überzeugen, eine Liebeserklärung zu machen oder ihn zum Teufel zu wünschen.

5. Entspannung mit dem Gong
Abschließend möchten wir dir noch sagen, daß du den Gong auch rein zur Entspannung einsetzen kannst. Du stehst in lockerer Haltung zu ihm, schlägst ihn sanft an und überläßt dich dem Schmeicheln seiner Schwingung, bis du dich erholt hast.

Kapitel VI
Übungsteil

Bemerkungen zu den Übungen

Der Übungsteil erfüllt die Wünsche unserer Seminarteilnehmer, sich durch Übungen, die sie bei uns kennengelernt hatten, weiter zu entwickeln. Mit ihrer Lernfreude inspirierten sie uns, die Übungen klar beschrieben festzuhalten, damit sie für alle, die eine angeleitete Erfahrung damit gemacht haben, nachvollziehbar sind und für ihren persönlichen Gebrauch zur Verfügung stehen. Andere, die auf sozialem Gebiet arbeiten, können diese Übungen in ihre Tätigkeitsbereiche übertragen.

Die Übungen sind in der Gruppe entwickelt worden und ursprünglich nur für Gruppen gedacht. Wir haben aber auch Erfahrungen mit einzelnen gemacht. So haben wir aus der Vielzahl der Übungen eine Auswahl getroffen, um Anregung für die Arbeit sowohl mit einzelnen als auch für Gruppen zu geben. Einige Übungen lassen sich sehr einfach für eine Einzelperson verändern.

Wir standen vor der Wahl, unsere Erfahrungen entweder mehr theoretisch oder mehr lebensnah-praktisch weiterzugeben. Der Lebendigkeit und Verständlichkeit zuliebe haben wir uns für das letzte entschlossen. Wir haben uns in unserer Auswahl auf eine kleine Anzahl von Übungen beschränken müssen. Sie sind alle erprobt und interessant. Wer als Professioneller beabsichtigt, selbst weitere Übungen zu entwickeln, kann sich von den Beispielen anregen lassen.

Im Rahmen der Leitlinien laden wir alle ein, die Chance wahrzunehmen, selbst zu experimentieren und eigene Ansätze zu entwickeln.

Grundsätzlich sollte man, wenn man sich mit dem Medium Gong auseinandersetzt, selbst therapeutische Prozesse durchlaufen haben. Nur dann werden die Geschehnisse einsichtig. Es hat wenig Sinn, akustische Übungen nach trockenen Vorgaben durchzuführen. Nur wenn dieser Hinweis beachtet wird, können wir sicher sein, daß die Übungen ihren Zweck erfüllen.

Jede Beschreibung einer Übung enthält die speziellen Ziele und ihre Bedeutung, wesentliche Merkmale des Ablaufs, den Einstimmungstext und die Abrundung. Die Texte haben wir so wiedergegeben, wie wir sie spontan in der Gruppe entwickelt haben. Sie bilden sozusagen eine Momentaufnahme unserer Arbeit, die in Bezug steht zu den Besonderheiten einer einmaligen und nicht wiederholbaren Situation.

Hinweisen möchten wir auch auf den Beispielcharakter der Übungen. Sie sollen dazu anregen, ähnliches selbst zu finden. Wir empfehlen, sie nicht zu starr und wörtlich nachzuahmen, sondern als Orientierungshilfe für eigene Kreationen aufzufassen.

Beim Experimentieren wird jeder nach einiger Zeit selbst herausfinden, was ihm guttut und wie man anderen die Anleitung gibt, die sie wünschen.

Die Reihenfolge der Übungen berücksichtigt die Kontaktnahme, die Intensivierung, die Integration und die Neuorientierung, d.h. einen prozeßhaften Aufbau. Jede Übung ist in sich stimmig aufgebaut und hat eine Struktur, die dem natürlichen Erleben entspricht. Die Übenden haben uns versichert, daß sie die Übungen als natürlich erlebt haben, weil sie genügend Freiräume für die individuelle Ausgestaltung belassen.

Heilsame Warnung!
Nun werden die Übungen einem größeren Kreis von Menschen zugänglich, die vom Gong als Arbeitsmöglichkeit fasziniert sind, aber in der Regel keine Schwingungserfahrungen mit ihm gemacht haben. Das veranlaßt uns, auf einige Punkte aufmerksam zu machen. Die Gefahr ist nicht auszuschließen, daß man selbst unvorbereitet in tiefe Prozesse gerät oder andere in sie hineinführt, ohne zu wissen, wie man sie regulieren kann. Der Orientierungsverlust würde die Fehlanwendung begünstigen. Das wäre eine unerwünschte Wirkung, die wir, soweit es möglich ist, ausschließen wollen.

Wendet den Gong mit Menschen nicht ohne die nötigen inneren und äußeren Vorbereitungen an. Wir legen größten Wert auf die Vorarbeit zum Stehen, zum Gründen, zum Gehen, zum Horchen, zum Atmen, zum Tönen. All das gehört dazu. Bringt bitte keinen Menschen unvorbereitet mit dem Gong in Berührung. Davor möchten wir euch warnen. Solange ihr keine therapeutische Ausbildung habt, solltet ihr Menschen nicht mit dem Gong behandeln. Als Signalgeber und zum Schaffen einer Atmosphäre könnt ihr ihn verwenden, aber ihr solltet keine Dinge machen, die unstrukturiert sind. Dann gibt es Ausflüge ins Grenzenlose. Wir möchten euch eindringlich sagen, daß wir den heillosen Umgang mit dem Gong ablehnen. Er kann Menschen desorientieren.

Zehn Transsonanz-Übungen

Einstimmungsmeditation

Ziele und Bedeutung

Das Ankommen im Hier und Jetzt oder an einem unbekannten Ort geht idealerweise einher mit dem Wunsch, in Kontakt zu kommen mit den Gegebenheiten. Die Einstimmungsmeditation wird eingesetzt, wenn wir einen Tag beginnen oder auf Ausflügen irgendwo ankommen und wir die Umstellung fördern wollen. Angestrebt werden Neugier für das Kommende und das Bewußtsein für einen neuen Anfang mit neuen Möglichkeiten. Man macht sich mit seinem Befinden vertraut, kommt in Kontakt mit seinen Ressourcen und gewinnt Klarheit für sein Thema oder seine Ziele.

Ablauf

Das Tagesthema wird angekündigt, und Stimmen zum Thema werden gesammelt. Die Gruppe geht locker umher und nimmt aufmerksam wahr. Im Sehen, Riechen, Schmecken, Spüren und Hören sammelt man Eindrücke. Betont wird, daß man nicht allein, sondern mit den anderen zusammen ist. Im Wissen, wovon ich umgeben bin, kann ich beruhigt die Augen schließen und nun nach innen aufmerksam sein.

Schau noch einmal um dich, was dich umgibt, da sind die anderen, und spüre dich an deinem Platz. Und während du weißt, wo du bist, kannst du jetzt mit geschlossenen Augen nach innen gehen und dich fragen, wie es dir geht. Spüre deinen Körper, und laß es so, wie es ist. Es ist nur eine Bilanz, die du machst. Spüre überall, was in dir ist, bereit, in Schwingung zu gehen. Auf wieviel Schwingung bin ich aus? Spüre auch die Schwingung, die aus der Umgebung auf dich zukommt. Wieviel möchte ich zulassen, worauf bin ich neugierig?

Der Gong erklingt, um zu sensibilisieren. Das Tagesthema wird nun noch einmal aufgenommen und meditativ ausführlicher erzählt. Was bedeutet das Thema für dich? ... Wie hast du es schon erlebt? ... Welche Phantasien kommen? ... Was kann eine Stütze sein? ... Was möchtest du mit dem Thema anfangen? Während sich die Schwingungen des Gongs und die Gedanken mischen, kannst du das, was in dir geschieht, stärken durch Bewegung und durch Summen. Schwinge dich in unser Thema ein, und nimm dein eigenes daraus.

Der Gong schwillt ab. Wir meditieren noch weiter, spüren den Nachklang und das, was sich innerlich gegenseitig durchdrungen hat. Das Thema schwingt aus einem heraus. Abschließend können wir die Tagespläne benennen, die uns für diesen Tag bewegen.

Was zu beachten ist

Mit dieser Einstimmung erreicht man bald die Basis, um in Kontakt mit sich, dem Thema und den anderen weiterzugehen. In der Natur gibt es den Wind, das Meeresrauschen, das Licht, die Düfte. Die Sinneserfahrung ist reicher. Sie sollte ausgiebig berücksichtigt werden, z.B. die Vertiefung der Wahrnehmung eines Duftes, eines Farbenspiels, eines Naturtons. Die vielseitigen Wahrnehmungen in wechselnder Naturumgebung machen die Meditation abwechslungsreich und sichern das beständige Wohlwollen der Gruppe. Alle Sinneskanäle sind wiederholt anzusprechen, damit es eine vollsinnliche Erfahrung wird.

Hören und Horchen

Ziele und Bedeutung
Diese Übung hat zum Ziel, das Gehör zur frischen, unmittelbaren Aufmerksamkeit zu führen. Sie ist eine Einführung in das akustische Gewahr-Sein, in der das Organ sensibilisiert werden soll, das mit den Gongklängen korrespondiert. Das Gehör erhält eine neue Bedeutung, die angesichts der Reizüberflutung unserer Zeit häufig verlorengegangen ist. Die Übung sensibilisiert für verschiedene Körperhaltungen und Änderungen der Aufmerksamkeit beim Horchen im Vergleich zum bloßen Hören. Die Hörenden lernen, welche Klänge ihnen guttun und Freude bereiten. Ziele sind die Sensibilisierung, die Reinigung des Gehörs und die Öffnung von Zugängen zu Schwingungsressourcen.

Ablauf
Spürt die Sicherheit, wo ihr seid, schaut euch um. Ihr könnt nun nach und nach aufmerksamer werden für euren Körper. Wo fühlt ihr euch wohl und locker? Welche Bereiche sind verspannt oder fühllos? Spürt das Angespannte, und gebt die Spannung in eure Hände, die ihr fest zu Fäusten ballt. Laßt die Spannung zunehmen, und laßt sie dann zusammen mit einem tiefen Ausatmen los.

Du spürst dich lockerer werden. Wenn du sicher weißt, wo du bist und wer neben dir ist, kannst du die Augen schließen. Sei aufmerksam auf deine inneren Klänge, deinen Puls, deinen Herzschlag, deinen Atem. Vielleicht sind auch Magengeräusche dabei. Alles ist da, wird aber nach und nach weniger wichtig, weil draußen ein Klangabenteuer auf dich wartet.

Horche in alle Richtungen, sei neugierig auf das, was du erfassen kannst. Da ist das Atmen deiner Nachbarin oder deines Nachbarn ... die Geräusche weiter weg ... versuche, noch genauer hinzuhorchen, spitze die Ohren ... was wird deutlicher, wenn du mehr hinhorchst?

Die Begleiter erzeugen an verschiedenen Stellen im Raum Geräusche wie Papierknüllen oder -zerreißen, Händeklatschen, Fingerschnippen, Pfeifen, Seufzen, Scharren auf dem Boden, Klopfen auf Holz, Glas, die Wand, dann Klänge auf Musikinstrumenten wie Trommel, Klanghölzer, Lyra usw.

Macht euch bereit für weitere Abenteuer. Ihr werdet die Gongs hören. (Drei Gongs werden nacheinander angespielt, hauchzart beginnend, bis zu mittlerer Stärke aufbauend und dann ausklingend.)

Experimentiere mit den Klanggestalten, die auf euch zukommen. Ihr könnt die Haltung ändern; laß es nachklingen, spüre, was dich freut. Wie kannst du noch mehr von den Klängen haben?

(Die Gongs werden länger und abwechselnd angespielt.) Stellt euch vor, ihr seid als Kinder auf dem Spielplatz, einem Spielplatz der Klänge. Die Klangbälle wirbeln durch die Luft. Zeige, was deine Bälle sind, welche farbigen Bälle du hast ... Was macht dir Spaß? Spür, wie es nachwirkt ... und öffne die Augen. Vielleicht willst du erfahren, was die anderen erlebt haben. Besprecht euch in Kleingruppen.

Was zu beachten ist
Es handelt sich um eine Grundlagenübung, die für die Vorbereitung zur Gongarbeit unentbehrlich ist. Entsprechend früh sollte sie verwendet werden, am ersten oder zweiten Tag. Am besten in einem geschlossenen Raum. Wichtig ist, Elemente der Entspannung einzufügen, weil zu diesem Zeitpunkt die körperliche Lockerung stark gefördert werden muß.

Öffnen und Schließen

Ziele und Bedeutung
Wir entwickeln einen klaren Bezug zum Gong, damit die Teilnehmer selbst entscheiden können, wann sie sich öffnen und wann sie sich schließen wollen, um Reaktionen wie Überflutetsein oder Blockierungen aus dem Weg zu gehen. Wir wollen die Abgrenzungsfähigkeit üben und verankern, um Ängsten, Verwirrung und Unsicherheiten, aber auch der Klangsucht vorzubeugen. Erst in klarer Abgrenzung, die guten Kontakt ermöglicht, tritt die Frage auf, in welchem Ausmaß und wo ich mich bewußt öffnen oder schließen möchte. Die ausgewogene Öffnung und Schließung bereitet den Boden für die Selbstbegegnung durch den Gong.

Das Ziel dieser Übung ist dreifach. 1. Entwickeln der Bereitschaft zum Empfangen von Gongschwingungen. 2. Aufbau der Fähigkeit, sich zu schließen, wenn es zuviel ist und man nicht mehr möchte. 3. Fördern der Fähigkeit, für beides elastisch genug zu werden. Es ist ein Training für die leibliche Selbstregulation und die Kontrolle der Abgrenzung.

Ablauf

1. Vorbereitung: Dem Öffnen und Schließen gehen vorbereitende Übungen voraus. Man steht aufrecht im Raum, wärmt sich durch Dehnbewegungen beim Herumgehen körperlich an. Eine Atemübung schließt sich an. Im Einatmen wird man breit und groß, im Ausatmen fällt man in sich zusammen, indem man sich losläßt. Bei der Einatmung werden die Arme nach außen und oben gestreckt, beim Ausatmen fallengelassen. Dann kommt eine Ruhephase mit Horchen.

2. Begrüßung: Die eigentliche Übung fängt an mit einem leisen Gongklang. Man versucht, die Schwingung kommen zu lassen und sie erst einmal mit dem Körper zu begrüßen. Das heißt, ich versuche dabei zu spüren, wie sich jede Zelle dabei öffnet und schließt, wie ich mich als Ganzes öffne oder schließe. Wieder Ruhe.

3. Probieren: Wenn nach einiger Zeit der zweite, etwas stärkere Klang kommt, sprechen die Zellen miteinander, wie es ihnen gefallen hat und wieviel sie noch erfahren möchten. Wir wollen mit dem dritten oder vierten Gongschlag soweit kommen, daß man sagen kann: Jetzt probiert mal, so viele Klänge, wie hereinkommen wollen, hereinzulassen. Die anderen dürfen vorbeiziehen. Beim vierten oder fünften Klang kann man probieren, ob man ihn ganz durchläßt, vorne hinein und hinten heraus.

4. Öffnen: Beim nächsten Klang, der langsam groß aufgebaut wird und dann allmählich abfällt wie ein großer Atemzug, könnte man spüren, ob jetzt die Zellen neugierig sind, aufzunehmen. Man atmet ein, öffnet sich und schließt sich wieder im Ausatmen.

5. Schließen: Nachdem die Öffnung erlebt wird, kann man probieren, wie man sich absichtlich schließt. Wir nehmen eine Position ein, in der wir uns zusammenziehen, und sagen: Ich will mit dir nichts zu tun haben. Der Gongspieler gibt einen mittelstarken Anschlag oder, wenn die Gruppe sensibel ist, einen aufbauenden Klang, der die Mittellage nicht erreicht. Wir probieren Haltungen aus, wenden die rechte, die linke Seite, den Rücken zum Gong, verschließen uns muskulär und körpersprachlich auf die verschiedensten Arten.

6. Elastisches Öffnen und Schließen: Nach einer Ruhephase setzen wir die Übung fort und versuchen, uns mit dem allmählichen Anschwellen zu öffnen und mit dem Abschwellen zu schließen. Oder man probiert, während der Gong weiterklingt, sich langsam zu verschließen. Wenn das Schließen noch nicht gelingen will, läßt man das Zuviel vorbeiziehen oder gibt es dem Gong mit der Stimme zurück und versucht es noch einmal.

7. Abschluß: Wenn alles geübt ist, leiten wir mit einem Gongschlag eine Phase des Genießens ein: Ausklingen lassen, genießen, nachspüren.

Worauf zu achten ist
Es hat sich bewährt, vor der Übung ein Brainstorming zu machen, welche Erwartungen die einzelnen mit dem Ziel der Übung verbinden. Jeder hat auf irgendeine Art Schwierigkeiten mit Öffnen und Schließen. Dies weist uns auf das hin, worauf wir achten müssen. Dominiert Neugier, Gelassenheit oder Angst? Wir geben Unterstützung, wenn sich Schwierigkeiten anzeigen, und laden beispielsweise zu ei-

nem kleinen Dialog mit dem Gong ein, der eine positive Projektion ermöglicht: Schau mal, hier ist der große, runde Gong, er ist neugierig, wie du ihn empfängst.

Erdgongübung

Ziele und Bedeutung

Wir möchten zu dieser Übung ermutigen, um der Tendenz entgegenzuwirken, die bei Gonghörern häufig auftritt. Die Übenden geben den festen Stand auf und entwickeln ein abgehobenes «Stratosphärengefühl», aus dem sie zurückkehren, ohne sagen zu können, wo sie waren, und dem sie gern, völlig überwältigt, eine magische Bedeutung geben. Die Übung bildet ein Gegengewicht zum Entwurzeln und Abheben und schützt uns vor zuviel Transzendenz. Sie stärkt die Verbundenheit mit der Erde, auf der man einen Platz hat, und gibt Sicherheit, Vertrauen und Getragen-Sein.

Ablauf

Schüttelt und lockert euch zu Beginn, und stellt langsam mit den Füßen Bodenkontakt her. Probiert viele Plätze aus, hopst herum, trampelt breitfüßig wie ein Dinosaurier, bis ihr sicher seid, daß der Ort, auf dem ihr steht, der Standplatz ist, den ihr ganz einnehmen wollt.

Die Gruppe bildet, ist diese Standfestigkeit erreicht, einen engen Kreis. Wir stellen uns vor, daß wir ein Gong sind, alles um uns schwingt, daß die Erde so schwingt, wie wir auch schwingen. Der Erdgong, der für uns klingen wird, ist es, der uns an diese Schwingung erinnert. Wir stehen hier mit beiden Füßen auf der Erde und können ihre Schwingung aufnehmen. Wir schließen die Augen, öffnen uns und lassen die Schwingungen kommen.

Wir sind aufmerksam, aus welcher Richtung sie kommen, ob von unten oder von der Seite. Die Erde ist ein fester Körper. Aus ihr kommen alle Gestalten und Formen, die wir sehen. Wir spüren, wie die Schwingung eindringt, wie sie die Mitte unseres Kreises füllt.

Wir spüren den unverrückbaren Platz, wie die Schwingung uns auffüllt. Erfahre dich schwingend in deiner Mitte und gut geerdet. Wenn du dich in diesem Getragen-Sein sicher fühlst, brauchst du nichts mehr zu tun. Die Erde gibt dir diesen Platz, und du bist ein Teil von ihr und schwingst mit.

(Die Gruppe beginnt an diesem Punkt, sich leicht schwingend zu bewegen.) Überlasse dich der Schwingung in der Gruppe, geh mit, und überlasse dich dabei deinen Bildern, deinen Phantasien, du bist in ihr, das kannst du nach links und rechts spüren, aufgehoben... Finde einen Satz zu dem, was du gesehen und gespürt hast, öffne die Augen. Da sind die andern, die hören möchten, wie dein Satz lautet.

Was zu beachten ist
Wichtig ist die Anwärmphase und genügend Zeit. Einmal, um den Erdgong als Schwingung wahrzunehmen, zum anderen, um den Gong mit der Erde in Verbindung zu bringen. Schließlich braucht es viel Zeit, damit Bilder aufkommen können.

Vorzugsweise nimmt man den Erdgong oder den Symphonic-Gong. Es gibt eine kreative Ergänzung dieser Übung, wenn sie in der Natur durchgeführt wird. Die Gruppe sucht im meditativen Umhergehen Produkte der Erde, zu denen sie sich in Kontakt fühlt, und legt sie, wenn der

Kreis sich bildet, in die Kreismitte. Die Produkte dürfen keinesfalls nach Beendigung der Erfahrung achtlos behandelt werden. Wegen ihrer psychisch hohen Besetzung werden sie mit Dank an die Natur zurückgegeben.

Eventuell bilden sich Kleingruppen, um zu besprechen, was genußvoll war und wie es für das Leben gebraucht werden kann. Wir betonen in der Nachbesprechung, daß in dieser Übung «Mutter Erde» Gelegenheit hat, uns Wünsche nach Geborgenheit und Rückhalt zu erfüllen. In ihrer symbolischen Mütterlichkeit verweigert sich die Erde nicht, wenn wir uns ihr vertrauensvoll nähern. Besteht der Wunsch nach Vertiefung, kann man das Gefühl malen lassen, das die tragende, schwingende Erde einem vermittelt.

Schwingungsaktivierung

Ziele und Bedeutung der Übung

Die Übung ist zum Aufwecken, zum Aufmuntern gedacht: Die Übung macht Verspannungen im Körper spürbar, gibt die Möglichkeit, Räume in sich zu öffnen. Die leibliche Bewußtheit wird gestärkt. Wie jede Übung, die mit tieferem Atmen verbunden ist, energetisiert sie, bereitet den Boden und die Räume für Schwingungsbereitschaft, ermutigt, seinen Ton zu finden, fördert die Ausdrucksfähigkeit.

Ablauf der Übung

Wir wollen unserer Lebendigkeit helfen, aus ihrem Dornröschenschlaf hervorzukommen. Es reicht nicht, wenn wir sagen: «Wach auf.» Wir müssen sie schon durch alle unsere Sinne ansprechen, wenn wir wollen, daß sie auf uns hört. Wir können es mit einer Übung versuchen. Wir verteilen uns im

Raum und schütteln erst einmal jeden Körperteil, so daß nichts ungelockert bleibt. Oder wir drücken und streichen die Ohren, die Arme, so daß wir zum Erwachen kommen. Wenn ihr meint, ihr seid jetzt richtig ausgeschüttelt, die Arme nach oben heben wie die Freiheitsstatue mit dem Gefühl, ich bin der/die Größte. Und nun wird Luft hineingepumpt und wieder rausgelassen. Und noch einmal, nach oben spitzer werden, möglichst viel Luft ... und rauslassen. Jetzt nehmen wir die Arme bedächtig nach oben und holen Luft herein. Nun werden wir die ganze Luft, die in uns ist, liebevoll herauslassen, indem wir uns zusammenkrümmen, so daß wirklich kein bißchen in uns bleibt. Dann loslassen. Und wartet jetzt, bis die neue Luft kommt, und wartet mit geschlossenen Augen, daß ihr neugierig werdet. Und wenn sie gekommen und die Luft rein ist, dann hmm ... hmm ... hmm ... Nun laßt die Luft überall kommen, wo ihr möchtet ... und nun, wo die Luft drin ist, tönt hinein ... nur in diesen einen Raum ... und dann in neue Räume, z. B. den linken Arm ... laßt die Luft mal kommen ... hmm ... je länger ihr atmet und tönt, um so mehr machen sich die Räume auf. Sucht neue Räume mit eurem Atem ... und tönt hinein ... hmm ... hmm ... hmm ... ihr merkt dabei, wie der Atem, der kommt, euch guttut und wie der Ton euch in Kontakt bringt. Schaut, welcher Körperraum sich öffnen will, laßt kommen und tönt. Den Luftraum mit Klang auffüllen ... sorgt, daß alle Räume Atem bekommen und auch Klang, seid lieb zum ganzen Körper bis zu den Füßen ... wenn ihr euch bewegt, dann schafft ihr Raum, dann kommt der Atem ... wenn ihr alle Räume aufgefüllt habt mit Klang, geht in eure Mitte und laßt alle Räume sich in der Mitte sammeln, so daß ihr das Gespür vom ganzen Tönen habt. Tönt aus der Mitte ... vertraut, daß ihr weiter klingt, auch wenn es ausklingt ... aus eurer Mitte klingt ihr als Ganzes ... den Klang spüren in die Stille hinein ...

Wenn du jetzt die Augen öffnest, wirst du bestimmt dem Nachbarn sagen wollen, wie es dir geht, und ihn fragen, wie es ihm gegangen ist.

Jeder tauscht einen Satz entweder mit einem andern aus oder mit mehreren in einer Kleingruppe, oder alle kommen zügig im Plenum zu Wort.

Worauf zu achten ist

Die Übung dauert nicht mehr als 15 Minuten, um nicht zu tief zu führen. Die Betonung bleibt auf dem Funktionalen. Normalerweise kann man nach dieser Übung reibungslos auf tiefere Prozesse übergehen. Geeignet ist sie für den morgendlichen Anfang, für ermüdete Gruppen oder als Wachmacher vor einer besonderen Aufgabe. Sie wird ohne Gong durchgeführt. Jeder ist sein eigener Klangkörper.

Gongsingen

Ziele und Bedeutung

Ziel dieser Übung ist es, die eigene Schwingung durch die Aktivierung des Gongs zuzulassen, die Resonanz in sich zu spüren und eine unverstellte, vom zartesten bis zum kraftvollen Ausdruck reichende Stimme für das zu finden, was sonst gehemmt wird. Die Übung beginnt mit dem Kontakt zur Schwingungsbereitschaft und richtet anschließend die Aufmerksamkeit auf die leib-seelischen Resonanzen. Im Dialog von Gong und Stimme erfährt der oder die Übende Ermutigung zur Formung durch die Stimme. Die Ausdrucksintensität durchtönt die Stimmblockierungen, bis ein authentischer freischwingender Stimmklang sich im Gleichgewicht zum Gong entwickelt. An diesem Punkt führt die Übung zum Kontakt mit dem eigenen Tönen, mit der Stimmkraft und zum Finden der eigenen Melodie.

Anleitung
Wir wollen mit dem Gong schwingen und uns in einen Dialog hineinsummen und -singen: Verteilt euch frei im Raum ... gründe dich sicher und locker ... schließe die Augen ... spüre deinen Atem ... dein Verbundensein mit außen und innen, wenn du atmest ... spüre dem nach ... atme nun nach innen aus ... laß den Atem in verschiedene Körperräume gelangen ... wo entdeckst du Blockiertes ... laß die Wahrnehmung zu ... sage dir: Ich darf es endlich empfinden ... nichts hindert mich, alles Störende gewährend zu empfinden ... du kannst dich auf den meditativen Weg machen ... gib ab ... bereite dich vertrauensvoll vor auf das Leerwerden ... gleich kommt der Klang ... er sagt dir: Ich komme zu dir ... höre mich, und achte mich, so wie ich dich achte ... summe mit mir ... singe mit mir ... probiere verschiedene Laute aus: o, e, i, a, u ... probiere verschiedene Tonlagen aus ... singe laut oder leise, zurückhaltend oder dich zeigend, gerade so, wie dir zumute ist ... singe allein für dich ... oder mit den Nachbarn ... bleib immer in Kontakt mit dem Klang ... übernimm nun selbst die Führung ... nun laß dich wieder vom Gong führen ... laß zu, was du spürst: Zartes und Kraftvolles ... laß dich vom Gongklang tragen ... laß dich von den Stimmen der anderen tragen ... trage selbst die anderen mit deiner Stimme ... experimentiere und finde deine Melodie für diesen Moment ... laß dir Zeit, bis du ihn gefunden hast ... und nun werde still ... gib der Stille Raum ... verbinde

dich mit der Stille der andern ... sie empfängt dich ... laß Stille einkehren ...

Macht die Augen auf ... schaut die Umgebung und die anderen an ... spürt, daß ihr mitgeschwungen seid, daß ihr im Dialog mit dem Gong wart und euch getraut habt ... seid wieder hier ... seid neugierig, wie die anderen es erlebt haben ... ihr könnt einander sagen, wie es für euch war.

Worauf zu achten ist
Die Übung ist für die Gruppe angenehm, wenn die Lautstärke im mittleren Bereich bleibt und dafür gesorgt ist, daß niemand seine Stimme überfordert. Das würde zu Husten, Reizungen und Heiserkeit führen. Diejenigen, die andere übertrumpfen wollen, werden zurückgeholt. Deutet sich Konkurrenz an nach dem Motto, der Lauteste ist der Beste, kann man diese Tendenz frühzeitig umleiten in Klangdialoge. Die Sensibilisierung durch den Gong dringt bis zum Gefühlsbereich durch. Die mitschwingenden Gefühle finden über die Schwingungen zum Ton und vom Ton zur Melodie, in der sich die empfundenen Regungen verdichten.

Resonanzübung

Ziele und Bedeutung
Resonanz ist Mitschwingungsfähigkeit, das Einfühlungsvermögen oder das Mitempfinden. Die Übung sucht das Seelisch-Geistige, das diese Worte bezeichnen, als Resonanz leibhaftig in Erfahrung zu bringen. Es entsteht ein Raum in der Person für das emotionale Teilhaben an anderen, aber auch an sich selbst. Wenn meine Resonanzräume offen sind, spüre ich meine Schattenmomente, mein Geschlossen-Sein,

mein Dumpf-Sein. Vorrangig sind das Einfühlsam-Sein und das Mitempfinden. Die körperliche Erweiterung ist ein Boden für gegenseitiges Verstehen. Überhaupt werden Eindrücke vom resonanten Menschen tiefer und weiter erfahren. Resonanz gibt die körperliche Grundlage für Empathie und Selbstempathie, die Fähigkeit, sich in den Mitmenschen oder in sich selbst hinein zu versetzen.

Ablauf
Wie sonst auch, beginnen wir mit einer lockernden und zentrierenden Vorbereitungsphase. Um weiterzugehen, stell dir vor, du bist eine verstaubte Violine, die lange im Kasten gelegen hat, verstimmt, schon lange außer Gebrauch. Sie möchte aufpoliert und gestimmt werden, wieder ihren vollen Klang bekommen. Vielleicht liegen in ihrem Bauch Dinge herum, die nicht dahin gehören. Da kann man eine Putzaktion machen. Faßt euren Körper an, tastet euch ab, und spürt, was da ist. Ist alles vollständig da? Ist es fest genug und nicht wacklig? Wie könnt ihr den Staub entfernen? Versucht, den Staub herauszuklopfen, abzuwischen, poliert die Außenseite sauber.

Nun achtet auf das Atmen. Werdet Trittbrettfahrer eures Atems, und fahrt hinunter bis zur Endhaltestelle im Bauch. Verlaßt die Atemtrambahn, und geht zu Fuß durch die kleinen Straßen und Gassen bis hin zu den Nischen. Geht mit dem Atem, und besucht und reinigt alle Winkel für den großen Besuch des Klanges, auf den wir warten. Dehnend einatmen … und den Atem loslassen. Dann kommt der Staub von allein heraus. Wenn ihr findet, daß alle Nischen und Winkel gereinigt und offen sind, laßt Stille kommen. Wir können unseren Gast einladen. Wie frisch, wie weich, wie farbig wird er sein? Welche Lebendigkeit werden wir spüren? Voller Erwartung horchen wir auf den Klanggast. Wird er uns erlauben, selbst Klang zu sein?

Der Gong wird mit langsamen weichen Schlägen bis zu mittlerer Stärke in Schwingung gebracht. Empfangt die Klänge ... vielleicht können wir sie sogar einatmen, daß der Atem ein Vehikel für die Klänge wird. Aber spürt euch, oft geht der Klang keine Umwege, sondern kommt direkt über die Poren nach innen. Fühlt, wo der Klang ankommt. Helft der Schwingung, daß sie sich einnisten kann und in alle Winkel vordringt. Erlaube ihr zu kommen, auch wenn es unbekannte Gebiete sind, auf denen man selbst nicht sicher ist. Vertraue dem Klang, er wird Lebendigkeit und Frische bringen. Und spüre nach, welche Gebiete in Schwingung sind. Achte besonders darauf, wo die Schwingung etwas in Bewegung bringt, wo es der Atem noch nicht konnte. Laß die Klänge die Räume finden, die der Atem vergessen hat. Wie ist es hier, wie ist es dort? Wo ist es anders? Merkwürdig, wo die Schwingungen sind, weiten sich die Räume aus. Spüre, wie du weicher, wie du feinfühliger wirst, wo die Schwingung ihren Raum gefunden hat. Spüre, wie die Schwingung lebendiger wird, wie sie sogar ins Klingen übergeht. Wenn der Atem kommt, bringt er den ganzen Klang als Echo heraus. Bemerke das Lebendige in den Resonanzräumen. Was könnte man jetzt alles auf der Violine spielen! Alle wären begeistert. Spüre dieses Echo. Laß es mit Summen oder Tönen wieder herauskommen, daß alle draußen wissen, wie diese Räume klingen. Jeder Raum schwingt anders als der andere, findet sein Echo, seinen für ihn stimmigen Klang. Genießt es. Badet darin. Experimentiere, bis du ein richtig großer Resonanzraum bist ...

Nun laßt es in euch verklingen ...

Möchtet ihr davon sprechen, wie ihr euch als Resonanzraum erlebt habt?

Worauf zu achten ist
Es ist wichtig, nicht zu vergessen, daß wir hier rein übungszentriert arbeiten. Einmal legt man Wert auf eine ausgedehnte Anwärmphase. Zum anderen geht man nicht in tiefe, vermiedene oder alte Gefühle. Die Aufmerksamkeit wird nicht auf den Schatten oder die Schwingungserinnerungen gerichtet, sondern man läßt sich auf das ein, was gerade jetzt schwingt und sich verändert. Um bei dem Bild zu bleiben: Der Klanggast gibt Licht, das auch die Schattenbereiche genügend erhellt, daß sie unbedrohlich bleiben und man keine Angst zu haben braucht. Die Übung ist geeignet zur Tagesvorbereitung und zur Bilanz in der Abschlußphase.

Ist die Übung durch Wiederholung vertrauter geworden, wird sie durch das Tönen der Vokale a, e, i, o, u bereichert, und man experimentiert mit den ihnen entsprechenden Resonanzräumen.

Polares Schwingungsfeld

Ziele und Bedeutung
Die Übung macht aufmerksam auf das Vermiedene, Schattenhafte oder Abgespaltene. Das Ziel ist, zum Vermiedenen in Kontakt zu kommen, das ja einen emotionalen Wert haben muß, sonst würde es nicht unterdrückt. Durch die Schwingung soll der verstummte Pol einer Polarität wieder zum Klingen gebracht und damit hörbar oder spürbar werden, damit er sich wieder verbinden kann. Aus der erneuten Verbundenheit der beiden Pole ist es vielleicht zu schaffen,

das verlebendigte Verhältnis zwischen ihnen zu integrieren. Die Übung verfeinert die Wahrnehmung der Dynamik des Ungleichgewichts und das Gespür für Gleichgewichtszustände.

Ablauf
Der Raum wird zweigeteilt, die polaren Gongs (Lichtgong und Schattengong) werden, weit voneinander entfernt, gegenübergestellt. Die Teilnehmerinnen und Teilnehmer sammeln sich in der Mitte des Raums. Sie orientieren sich, jeder schaut, wo er ist und was er will. Dann schließt man die Augen. Die Begleiter leiten die Gruppe an, ins Horchen hineinzugehen, um die Qualität der kommenden Klänge so bewußt aufzunehmen, daß jeder in der Lage ist, einen Klang zu wählen, der ihm angenehm ist und den er als stimmig mit sich empfindet.

Einer der Gongs wird alle fünf Sekunden angeschlagen, ungefähr zehnmal. Es entsteht eine halbe Minute Ruhe, dann wird der andere Gong in der gleichen Weise gespielt. Die Teilnehmer haben die Orientierung bekommen, wo sich der jeweilige Klang befindet. In einer Wiederholung des Ganzen wird klarer, von welcher Stelle der Klang kommt. Inzwischen wird auch seine Qualität empfunden.

Wir sagen der Gruppe, beim nächstenmal besteht die Gelegenheit, zu dem Klang zu gehen, mit dem man sich verbunden fühlt. Die Begleiter fangen an, die Gongs so zu spielen, daß alle fünf Sekunden einmal von der einen, dann von der anderen Seite der Klang kommt, ungefähr fünfzehnmal. Das ist genügend Zeit für die Teilnehmer, ihre Richtung zu finden. Jetzt sind zwei Gruppen um die Gongs verteilt.

Ein Gong wird jetzt mit einem auf- und abschwellenden

Klang von etwa einer halben Minute angespielt. Die Gruppe um diesen Gong wird aufgefordert, die Nachschwingungen zu spüren. Für die andere Gruppe wird auf dem anderen Gong ebenso gespielt. Danach wieder Pause und die Aufforderung, in die Mitte zu gehen.

Während die Gongs mit Schlägen von fünf Sekunden Abstand gleichzeitig von beiden Seiten erklingen, erhalten die Teilnehmer die Anweisung, die Position einzunehmen, in der sie sich im Augenblick zu den Gongs stimmig empfinden, in der Mitte oder näher zum einen oder zum anderen. Sie sollen immer im Kontakt sein und ausprobieren, ob sie die Position noch stimmiger machen können, ab und zu die Augen etwas öffnen, daß es keine Zusammenstöße gibt. Nach ein paar Minuten ist wieder Stille. Wir lassen die Teilnehmer zurückkommen aus der Erfahrung. Wir bilden einen Kreis in der Mitte und geben bekannt, welches der Lichtgong und welches der Schattengong war.

Die Nachbesprechung erfolgt zunächst in kleinen Gruppen, danach im großen Kreis. Das Thema ist: Wie erlebe ich meine Polaritäten? Fragen, die zu stellen sind, könnten sein: Wie stimmig ist meine Position jetzt zwischen den beiden Gongs? Wie versöhnt bin ich mit dem einen und mit dem anderen Pol?

Worauf zu achten ist
Das Sachte und Vorsichtige, das diese Übung auszeichnet, macht sie geeignet als Vorbereitung für tiefere Begegnungen mit dem Schattenhaften. Teilnehmer erleben sich authentisch und feinfühlig.

Die Begleiter sind sich schon vorher im klaren, welches der Licht- und welches der Schattengong ist, geben es aber erst am Schluß bekannt. Man merkt, daß diese Übung viel Bewegungskomplexität in sich hat. Sie muß von Anfang an deutlich erklärt und begleitet werden, sonst gibt es Schwierigkeiten im Hin- und Hergehen. Die Gongspieler brauchen einen sicheren Kontakt untereinander, damit es nicht zu unvorhergesehenen Klangmischungen kommt.

Gongstille

Ziele und Bedeutung
Gongklang und Stille sind als Polarität aufeinander bezogen. Man spricht vom Ton der Stille, in welcher schon während des Klingens eine innere Stille entsteht. In der Stille leert man sich vom Störenden, von der Anstrengung, dem Drängenden, dem Vielerlei der Gedanken. Die Stille weckt in ihrer intensivsten Ausprägung die Sehnsucht danach, wieder aufgefüllt zu werden. Verschiedene Meditationsformen suchen ebenfalls diese Leere. Der Gong ebnet den Weg in die Stille. Wenn er verklingt, kann man lernen, mit ihm in die Stille zu gehen.

Ablauf
Nachdem jeder seinen Abstand zum Gong gefunden und eine ihm angenehme Sitzhaltung eingenommen hat, lassen wir es im Raum still werden. Spürt euch, wie angenehm ihr sitzt. Konzentriert euch auf eure inneren Geräuschpegel. Je ruhiger ihr werdet, um so deutlicher erlebt ihr, was euch bedrängt oder stört. Mach dir bewußt, wie oft du überhaupt Gelegenheit hast, still zu werden. Du wirst von einem kompetenten Partner in Sachen Stille erwartet. Er kennt sich aus, wie man sich ausdrückt und wie man zur Stille zurück-

kehrt. Atme dich leer, und unterstütze dich beim Öffnen für das Kommende.

Zu Anfang wird ein leiser Gongteppich gespielt, und nach einer Pause wird der Gong (oder mehrere Gongs) über eine Viertelstunde mit längeren Pausen immer wieder angeschlagen, wobei die Stärke, die Dauer und der Anschlagpunkt variieren. Durch diesen Wechsel, der ohne begleitende Worte abläuft, gibt der Gong zu verstehen: Laß das Laute zu, und komm mit in die Stille. Die Gruppe wird, wenn die Atmosphäre von Ruhe, Stille und Leere sich verdichtet, aufgefordert, einen ein- oder zweisilbigen wohltuenden Laut zu finden, den man sich leise, zusammen mit dem Gong, zusingt.

Ihr könnt der Stille vertrauen. Ihr könnt spüren, wie etwas in die Leere einfließt und sie füllt. Nehmt es so, wie es kommt in dieser einfachen, pulsierenden Stille. Ihr habt alle Zeit, die ihr braucht.

Worauf zu achten ist
Die Sitzhaltung kann, wenn sie mit der Zeit unbequem wird, geändert werden. Dafür braucht die Gruppe wahrscheinlich eine Extraaufforderung. Sitzen, am besten frontal zum Gong, ist günstiger als Liegen, das zum Einschlafen verführt. Achtung auf die Sanftheit der Klänge! Keinesfalls darf der Gong durch zu starken Anschlag kippen. Die Stillephasen sollten um ein Vielfaches länger dauern als die Klangphasen. Es ist nicht ungewöhnlich, daß die Gruppe ihr Bedürfnis nach Stille am Schluß der Übung lange Zeit auskostet. Wer die Übung zum erstenmal durchführt, sollte wissen, daß man es getrost jedem in der Gruppe überlassen kann, zu seiner Zeit zurückzukommen und die Augen zu öffnen. Eine Dauer bis zu einer halben Stunde ist nicht un-

gewöhnlich. Und was eigentlich selbstverständlich ist: Die Übung entfaltet, wie meditative Übungen allgemein, erst bei häufiger Wiederholung ihre volle Wirkung.

Abrundungsmeditation

Ziele und Bedeutung
Mit der Meditation wird ausgeräumt, was im Tagesverlauf geschah. Man hält Rückschau, erinnert sich. Das Wichtigste wird herausgehoben und in seiner Bedeutung für das Leben gesehen. Es ist in Ordnung, einen reichen Tag abzuschließen und zu etwas anderem überzugehen. Die Meditation vermittelt, daß alles seine Zeit hat. Unfertiges kann beiseite gelegt werden, bis man sich wieder damit befassen will. Es steht zu erwarten, daß Prozessen, die noch Zeit brauchen, mehr Geduld entgegengebracht wird. Wichtige Ziele sind die Rechenschaft für das Erreichte und seine Wertschätzung.

Ablauf
Wir stehen auf beiden Füßen und spüren die Aufregung oder die Müdigkeit des Tages. Vielleicht denkst du schon sehnsüchtig an das, was du vorhast. Wir nehmen uns Zeit, um jetzt eine Bilanz des Vergangenen zu ziehen, aber nicht indem wir es bewerten. Schau dich um. Sieh dir noch mal den Ablauf des Tages an, was du gesehen, gehört und gesagt hast, was dich berührt hat. In dem Moment, wo du die Augen schließt, spürst du auch deinen Körper, was von diesem Tag an Schwingung in dir ist. Nimm wahr, was du bekommen hast. Nimm wahr, was ist. Nicht mehr und nicht weniger als das, was ist. Das hat ja in dich kommen können und wollen. Das war ein lebendiger Tag heute.

Es kommt jetzt eine Gongschwingung, für die du dich öffnen kannst. Versuche, das Gewesene zu ordnen. Laß einige Bilanzsätze kommen. Wie war der Tag für mich? Was kann ich mitnehmen? Was muß ich noch mal anschauen? Was muß noch draußen warten? Frage dich, welches die Momente waren, die dir Freude gemacht haben. Wo kann ich sie im Leben suchen, so daß sie mir wieder begegnen können? Unfertige Dinge lasse ich beiseite. Sie brauchen ihre Zeit. Was war, das ist gelebt, das kann ich vergessen. Es ist in mir drin, und ich nehme das in Dankbarkeit, weil es mir heute möglich war mit den anderen. Es hat sich gelohnt, diesen Tag zuzulassen und zu erleben.

Jetzt, wo wir das gespürt haben, formuliere es in einem Wort oder in einem Satz, und laß es uns hören.

Worauf zu achten ist
Die Meditation sollte man dazu verwenden, eine Folge von Erfahrungen mit Einfühlungsvermögen abzurunden. Was bisher im Vordergrund stand, kann abgerundet in den Hintergrund treten. Es wäre ein Fehler, diese Übung zu tief gehen zu lassen, weil der Prozeß nicht angekurbelt, sondern abgeschlossen werden soll. Sie ist wie ein Ausklingen, ein Abschiednehmen vom Tag und die Erlaubnis zur Ruhe. Wenn man eine der anderen Übungen und diese Abschlußübung kombiniert nach dem gleichen Prinzip wiederholt, kann man sich an das Abrunden der Erfahrung gewöhnen und beginnt, sich sicherer zu fühlen.

Anleitung zur Reflexion der Transsonanz-Übungen

Die Gefahr beim Gong ist, daß man zu einem bloßen Konsumenten von Klängen werden kann. Erfahrungen müssen sich abrunden und zu einer wirklichen Erkenntnis führen über das, was man mit dem Gong durchlaufen hat. Es kommt zu einer bereichernden Einsicht, über die man berichten und diskutieren kann. Wir haben Fragen für dich gesucht, die dir auf deinem Erkenntnisweg beistehen können. Setze sie achtsam und versöhnlich zur Rückschau und zum Nachdenken ein, und nimm dir reichlich Zeit.

Die Fragen zur Reflexion nach der Gongbegegnung
1. Was habe ich mit dem Gong diesmal erlebt?
2. Was war für mich bemerkenswert?
3. Wo hat es diesmal in meinem Körper geschwungen?
4. Wie kann ich mein Erleben von Transsonanz beschreiben? Eher als Fließen, als Durchtönt-Sein, als Getragen-Sein? Finde deine eigenen Worte dafür.
5. Wie war meine fließende Verbundenheit zum Gong?
6. Wie war meine Verbindung zu den anderen?
7. Wie war der Kontakt zur Umgebung, zu dem Boden, dem Raum, den Objekten, der Natur?
8. Wie lebendig und ganz fühle ich mich jetzt?
9. Wie stehe ich zu den Anteilen von mir, die erst allmählich transsonant werden?
10. Was möchte ich diesen Anteilen sagen?
11. Wofür möchte ich mich offenhalten im weiteren Tagesverlauf?
12. Welche Bedeutung kann das Erlebte für meinen Lebensweg bekommen?

Diese Fragen sind auch für deinen persönlichen Gebrauch gedacht. Vielleicht macht es dir auch Spaß, deine Antworten aufzuschreiben oder mit anderen zu besprechen. Du machst dadurch deine Entwicklung nachvollziehbar. Wenn du selbst Kurse leitest und die Fragen mit anderen anwenden willst, vergiß nicht, genügend Zeit zum Nachdenken und zum Austausch zu lassen.

Zum Abschluß der Reflexion halte einen Moment inne vor deinem aufrichtigen Alliierten, dem Gong, danke ihm und dir selbst für die Zeit, die ihr euch geschenkt habt.

Literaturempfehlungen

Berendt, J.-E. Ich höre – also bin ich. München 1989.
Berendt, J.-E. Nada Brahma. Die Welt ist Klang. Frankfurt/M. 1983.
Canacakis, J. Die Wiederentdeckung europäischer Gongklänge – Klangspuren des Gongs in der Antike. In: Petzold 1989.
Canacakis, J. Gongschwingung und Gongklang in der Trauerarbeit. In: Petzold 1989.
Dittrich, A., Scharfetter, Ch. Ethnopsychotherapie. Stuttgart 1987.
Frohne-Hagemann, I. (Hrsg.), Musik und Gestalt – Klinische Musiktherapie als integrative Psychotherapie. Paderborn 1990.
Lander, H.-M., Zohner, M.-R. Bewegung und Tanz – Rhythmus des Lebens. Mainz 1988.
Lints, M. Ich möchte Frau A heißen, Erfahrungen mit dem Universalgong in der Musiktherapie. Musiktherapeutische Umschau 11, 1990.
Lidell, L. Die neue Schule der Sinnlichkeit – Sanfte Körpererfahrung durch Massage und Meditation. München 1988.
Mittermair, F. Körpererfahrung und Körperkontakt. München 1985.
Moser, J. Der Gong in der Behandlung früher Störungen. In: Petzold 1989.
Oehlmann, J. Empirische Untersuchung zur Wirkung der Klänge von Gongs und Tam-Tams, Klang, Lautstärke und Emotion. Paderborn 1989.
Oehlmann, J. Zum Gebrauch von Gongs und Tam-Tams als therapeutische Instrumente. Musiktherapeutische Umschau 3, 1990.
Oehlmann, J. Psychologische Aspekte der Wirkung von Gongs. In: Musikpsychologie, Jahrbuch der Deutschen Gesellschaft für Musikpsychologie, Bd. 6, Wilhelmshaven 1990.
Oehlmann, W. Klang, Wahrnehmung, Wirkung. Zur therapeutischen Arbeit mit Gongs und Tam-Tams in rezeptiver Therapie. Musiktherapeutische Umschau 14, 1993.

Petzold, H. (Hrsg.), Heilende Klänge – Der Gong in Therapie, Meditation und Sound Healing. Paderborn 1989.
Petzold, H. Integrative Therapie, Modelle, Theorien und Methoden für eine schulenübergreifende Psychotherapie, 3 Bde. Paderborn 1993.
Schneider, K. Gong und Imagination. In: Petzold 1989.
Steinbach, I. Klangtherapie, Transformation durch heilende Klänge. Südergellersen 1990.
Strobel, W. Klang, Trance, Heilung. Musiktherapeutische Umschau, 9, 1988.
Strobel, W. Die klanggeleitete Trance. Hypnose und Kognition 9, 1/2, 1992.
Teegen, F. Die Begegnung mit dem Schatten, Erkundungen in den Tiefenschichten des Bewußtseins. Hamburg 1985.
Timmerman, T. Die Musen der Musik – Stimmig werden mit sich selbst. Stuttgart 1989.
Tomatis, A. Der Klang des Lebens, Vorgeburtliche Kommunikation – die Anfänge der seelischen Entwicklung. Reinbek 1987.
Zipp, E. Vom Urklang zur Weltharmonie. 1985.
Zygar, J. Das Kreative Gongbuch. Südergellersen 1994.

Praktische Informationen

Verwendete Gongs – Mit welchem Gong fängt man an?

1. Gongs, die in der Gruppenarbeit zur Anwendung kommen

Auf dem deutschen Markt sind verschiedene Gongs zu finden, Gongs aus China neuester Produktion, die meistens im Schnellverfahren gepreßt und nicht sorgfältig gehämmert sind. Sie sind preiswert und in Musikalienhandlungen erhältlich. Die herrlichen antiken Instrumente sind unerschwinglich und kaum noch zu haben. Manchmal werden neue Instrumente auf antik zurechtgemacht, man sollte die Ohren aufhalten. In der Klangqualität sind alle gepreßten Gongs unbefriedigend. Es werden auch Burmagongs mit Buckel angeboten. Sie haben ihre klanglichen Schönheiten, sind aber im Klangspektrum nicht weit genug.

Tempelgongs und Signalgongs, die ebenfalls aus dem asiatischen Bereich kommen, sind wegen ihrer Zweckgebundenheit für die Gongarbeit ungeeignet.

Die Klangqualitäten, die wir für unsere Gongarbeit brauchen, haben wir nur beim Hersteller Paiste gefunden. Produziert werden verschiedene Serien aufeinander abgestimmter Gongs, unter denen wir uns für das Sound Creation Set entschieden haben.

Wir verwenden folgende Klangfarben:

Nr. 1 Sonne, Beginn
Nr. 2 Feuer, Ruhe, Aggression
Nr. 3 Wasser, Energie
Nr. 4 Frieden, Toleranz
Nr. 5 Mond, Abend
Nr. 6 Kampf, Konfrontation
Nr. 7 Erde, Kontinuität in den Größen 66 cm und 96 cm Durchmesser
Nr. 8 Symphonic-Gong in den Größen 71 cm und 96 cm Durchmesser

Im Symphonic-Gong mischen sich alle Klangfarben des Sets von Nr. 1 bis Nr. 7.

Die einzelnen Gongs haben individuelle Klangqualitäten und sind, unter Erhaltung ihrer Klangqualität, in verschiedenen Größen zu erhalten. So können sie den Erfordernissen der Raumgröße angepaßt werden.

2. Mit welchen Gongs fängt man an?

Grundsätzlich sollte man einen Gong erst erwerben, wenn man einschlägige Erfahrungen gemacht hat. Dafür reicht es nicht, den Gong in einem Geschäft oder bei Bekannten angeschlagen zu haben. Die Erfahrung braucht den erforderlichen Rahmen, damit die Transsonanz-Erfahrung gesichert ist.

Zunächst ist zu überlegen, wofür man den Gong braucht, für eine Gruppe, für die Praxis oder für private Zwecke. Unseren Gruppenteilnehmern empfehlen wir einen Symphonic-Gong der mittleren Größe zwischen 61 und 76 Zentimetern. Unsere Empfehlung ist begründet in der reichen Farbigkeit und der Vielschichtigkeit der Klänge dieses Gongs.

Wer aber speziell in polare Charaktere wie männlich–weiblich, Beruhigung–Aktivierung, Kampf–Besänftigung usw. eindringen möchte, wird mit einem polaren Gongpaar gut bedient sein. Die Bezeichnungen der Gongs lassen die polare Zuordnung erkennen, die allerdings nicht der persönlich zugeordneten Bezeichnung zu entsprechen braucht. Mit zwei Gongs entstehen Möglichkeiten zu differenzierterem Arbeiten.

3. Der passende Ständer

Der Gong braucht seine Aufhängung, um ihn am richtigen Platz zu postieren. Er braucht viel Platz zum «Glänzen und Atmen», er wünscht «Weitsicht». Die Ständerfrage kann man mit einer Spezialanfertigung aus Holz nach Modellen der asiatischen Kultur lösen, was eine teure, dafür aber schöne Angelegenheit werden kann. Sonst gibt es: 1. Einen Quadratständer mit Rollen, der höhen- und breitenverstellbar ist. Das ist die praktischste Lösung. 2. Einen Rundständer, geeignet für Gongs ab einem Durchmesser von 91 Zentimetern. Sein Nachteil ist, er ist schwer zu transportieren und deswegen ungeeignet für den mobilen Einsatz, es sei denn, man besitzt einen Kombi. Er sieht aber gut aus. 3. Einen Bodenständer sollte man vermeiden, er ist unpraktisch für die Gongarbeit, und der Gong würde sich «erniedrigt fühlen».

4. Schlegel (Mallet)

Die Zuordnung der Schlegel wird vom Hersteller vorgenommen. Beim Kauf eines Gongs ist es zu empfehlen, einen zweiten Schlegel dazuzunehmen.

Wenn jemand sich professionell mit Gongs befassen möchte, wird er nach dem Vertrautsein mit dem ersten Gong soweit sensibilisiert sein, um die geeigneten weiteren Gongs auszuwählen, so daß wir auf eine Empfehlung verzichten können.

Wir sind bereit, während und nach den Seminaren unsere Teilnehmer bei ihrer Auswahl zu beraten.

Wir wünschen dir viel Freude, Genuß und Transsonanz mit deinem ersten Gong!

Für Interessenten an einem Gongseminar

Liebe Leserin, lieber Leser,
vielleicht sind Sie interessiert, die Erfahrungen, von denen dieses Buch berichtet, durch den Besuch eines geeigneten Gongseminars zu erleben. In einem Seminar gibt es reichlich Gelegenheiten, in der Gemeinschaft mit anderen Menschen den faszinierenden Gongklang leibhaftig zu erfahren.

Der große Workshop findet in der Regel in der letzten September- und ersten Oktoberwoche statt. Wir wenden uns mit unserem Angebot an Interessierte und an Fachleute aus dem therapeutischen, pädagogischen und pflegerischen Bereich. Wir vermitteln Konzepte und Anwendungen von Gongs für die Entwicklung der eigenen Lebendigkeit und für die Begleitung von Menschen. Die Organisation liegt ausschließlich bei:

CREATIV SEMINAR – Erika Bachmann
Teufenerstraße 112, CH-9000 St. Gallen

Sie bekommen die Anmeldungsunterlagen, wenn Sie einen frankierten und adressierten Rückumschlag senden. Für Nicht-Schweizer gibt es bei allen Postämtern einen internationalen Rückantwortschein.

Für kürzere Workshops und für den Fall, daß sich seit dem Erscheinen des Buches Veränderungen ergeben haben, wenden Sie sich bitte mit frankiertem und adressiertem Rückumschlag an die Autoren:

Dr. Kristine Schneider
Am Rheinufer 23
D-50999 Köln
oder
Dr. Jorgos Canacakis
Goldammerweg 9
D-45134 Essen